中国心血管病报告 2010

REPORT ON CARDIOVASCULAR DISEASES IN CHINA (2010)

卫生部心血管病防治研究中心
National Center for Cardiovascular Diseases, China

中国大百科全书出版社
Encyclopedia of China Publishing House

图书在版编目（CIP）数据
中国心血管病报告．2010／卫生部心血管病防治研究中心编著．–北京：中国大百科全书出版社，2011.3
INBN 978–7–5000–8515–7
Ⅰ.中… Ⅱ．①卫… Ⅲ．①心脏血管疾病–研究报告–中国–2010 Ⅳ．①R54
中国版本图书馆CIP数据核字（2011）第022201号

责任编辑：韩小群

中国大百科全书出版社 出版发行
（北京阜成门北大街17号 邮政编码：100037 电话：010–88390634）
http://www.ecph.com.cn
北京骏驰印刷有限公司印刷（北京市海淀区苏州街18号）
新华书店经销
开本：889×1194毫米 1/16印张：10 字数:300千字
2011年3月第一次印刷
印数：1–5000册
ISBN 978–7–5000–8515–7
定价:90.00元

《中国心血管病报告 2010》编委会

顾东风　卫生部心血管病防治研究中心　中国医学科学院阜外心血管病医院
王增武　卫生部心血管病防治研究中心　中国医学科学院阜外心血管病医院
胡大一　北京大学人民医院
胡盛寿　卫生部心血管病防治研究中心　中国医学科学院阜外心血管病医院
孔灵芝　卫生部疾病控制局
李光伟　中日友好医院
李　卫　卫生部心血管病防治研究中心　中国医学科学院阜外心血管病医院
李小鹰　解放军总医院
李晓玫　北京大学第一医院
李　莹　卫生部心血管病防治研究中心　中国医学科学院阜外心血管病医院
刘克军　卫生部卫生经济研究所
刘力生　卫生部心血管病防治研究中心　中国医学科学院阜外心血管病医院
罗　仁　艾美仕市场调研咨询（上海）公司北京分公司
罗新锦　中国医学科学院阜外心血管病医院
米　杰　首都儿科研究所
潘长玉　解放军总医院
饶克勤　卫生部信息中心
唐新华　浙江省心脑血管病防治研究中心　浙江医院
王春宁　中国医学科学院阜外心血管病医院
王海燕　北京大学第一医院
王　梅　卫生部卫生经济研究所
王　文　卫生部心血管病防治研究中心　中国医学科学院阜外心血管病医院
王文志　全国脑血管病防治研究办公室
王伊龙　北京天坛医院
王拥军　北京天坛医院
王　玉　北京大学第一医院
王增武　卫生部心血管病防治研究中心　中国医学科学院阜外心血管病医院
吴　敌　北京天坛医院
吴锡桂　中国医学科学院阜外心血管病医院
吴兆苏　北京安贞医院
许樟荣　解放军306医院
杨功焕　中国疾病预防控制中心
杨晓辉　北京安贞医院
姚崇华　北京安贞医院
曾哲淳　北京安贞医院
曾正陪　北京协和医院
张　健　中国医学科学院阜外心血管病医院
张　澍　中国医学科学院阜外心血管病医院

霍　勇　北京大学第一医院
贾国良　陕西西安市心血管病医院
姜卫剑　北京天坛医院
金宏义　浙江省心脑血管病防治研究中心　浙江医院
金水高　中国疾病预防控制中心
孔灵芝　卫生部疾病控制局
李光伟　中日友好医院
李建军　中国医学科学院阜外心血管病医院
李南方　新疆自治区人民医院
李小鹰　解放军总医院
李一石　中国医学科学院阜外心血管病医院
李　莹　卫生部心血管病防治研究中心　中国医学科学院阜外心血管病医院
李　勇　复旦大学附属华山医院
李运乾　山西医科大学附属第一医院
梁万年　北京市卫生局
廖玉华　华中科技大学同济医学院协和医院
林善琰　复旦大学附属华山医院
林曙光　广东省人民医院
刘国仗　中国医学科学院阜外心血管病医院
刘力生　卫生部心血管病防治研究中心　中国医学科学院阜外心血管病医院
陆国平　上海交通大学附属瑞金医院
陆再英　华中科技大学同济医学院同济医院
陆宗良　中国医学科学院阜外心血管病医院
吕传真　复旦大学附属华山医院
马　虹　中山大学附属第一医院
马淑平　河北省人民医院高血压研究所
潘长玉　解放军总医院
戚文航　上海交通大学附属瑞金医院
饶克勤　卫生部信息中心
沈卫峰　上海交通大学附属瑞金医院
孙　明　中南大学湘雅医学院附属湘雅医院
孙宁玲　北京大学人民医院
唐新华　浙江省心脑血管病防治研究中心　浙江医院
汪道文　华中科技大学同济医学院同济医院
王方正　中国医学科学院阜外心血管病医院
王海燕　北京大学第一医院
王　梅　卫生部卫生经济研究所
王　文　卫生部心血管病防治研究中心　中国医学科学院阜外心血管病医院

《中国心血管病报告 2010》
编写说明

《中国心血管病报告2010》编撰过程及特点如下：

1、组织了中青年专家组成的编撰小组，多次召开会议讨论编撰方法和内容。编撰了心血管病危险因素（高血压、吸烟、血脂异常、糖尿病、代谢综合征、身体活动不足、超重/肥胖、膳食与营养）和心血管病流行状况部分。

2、临床专家编撰了冠心病、脑卒中、慢性肾脏病、心血管外科、外周血管病、心律失常、心力衰竭。社区防治专家编撰了高血压社区防治范例。卫生部卫生经济研究所专家编撰了卫生经济学部分。

3、召开全体专家组会议3次，制定编撰原则和审改初稿。核心小组审改稿件3次，集体定稿。

4、参考美国心脏病和脑卒中统计报告的方法。

5、根据专家组专家的意见，为增加年报的时效性，2010年报告内容包括了定稿前发表的数据。但由于种种原因，很可能有遗漏的。希望读者提供有关数据，使年报内容更加全面翔实。

6、常用缩写：

心血管病：CVD
缺血性心脏病：IHD
心力衰竭：HF
血清总胆固醇：TC
血清甘油三酯：TG
血清低密度脂蛋白-胆固醇：LDL-C
血清高密度脂蛋白-胆固醇：HDL-C
急性心肌梗死：AMI
慢性肾脏病：CKD
终末期肾病：ESRD
肾小球滤过率：GFR
血压：BP
心率：HR
体重指数：BMI
相对危险：RR
人群归因危险：PARP
95%可信区间：95%CI
血管紧张素转换酶抑制剂：ACEI
冠状动脉旁路移植术：CABG
经皮冠状动脉干预：PCI
国际标准化比值（抗凝）：INR
外周动脉疾病：PAD
下肢动脉硬化性疾病：LEAD

目 录

附录

《中国心血管病报告 2010》概要

我国心血管病发病的危险因素持续增长，心血管病发病和死亡率居高不下。心血管病负担加重，成为重要公共卫生问题。加强心血管病防治刻不容缓。

1. 心血管病流行趋势

总体上看，我国人群心血管病（心脏病、脑卒中）的发病和死亡率呈持续上升阶段。估计全国心血管病2.3亿人，其中高血压2亿人，脑卒中至少700万人，心肌梗死200万人，心力衰竭420万人，肺心病500万人，风心病250万人，先心病200万人。每5个成年人中有1人患心血管病。

2. 心血管病死亡率

2009年我国城市居民冠心病死亡粗率94.9/10万人，农村71.27/10万人。城市居民脑卒中死亡粗率126.3/10万人，农村152.1/10万人。

全国每年死于心血管病300万人，占总死亡原因的41%，居各种死因的首位。农村居民心血管病死亡率增加速度高于城市居民。

3. 心血管病危险因素持续增长

3.1 高血压

- 我国高血压患病率持续增加，2002年全国调查成人高血压患病率为18.8%，近几年部分省市调查提示成人高血压患病率达25%左右。估计全国高血压患病人数2亿，每5个成人中就有1人是高血压。

- 高血压发生的主要危险因素是高盐饮食、超重肥胖、过量饮酒、长期过度精神紧张。有研究提示肥胖者（BMI≥28kg/m^2）高血压患病率是正常体重者（BMI＜24 kg/m^2）的3倍；超重者（BMI24.0～27.9 kg/m^2）高血压患病率是正常体重者的2倍。每天酒精摄入量≥40g者高血压患病率增加72%。

- 一项长期随访研究表明，我国每年与血压升高有关的心血管病死亡达233万人（其中高血压210万人，正常高值血压22万人），导致心血管病过早死亡达127万人（其中高血压占115万，正常高值血压占12万人）。

- 高血压亚型与心血管病死亡风险：单纯收缩期高血压，单纯舒张期高血压，双期高血压的心血管病死亡风险分别为1.68（95%CI1.58～1.78），1.45

（1.27～1.65），2.53（2.39～2.68）；接受治疗的血压＜140/90mmHg者心血管死亡风险为1.61（1.28～2.08），血压＞140/90mmHg者的死亡风险为2.88（2.60～3.09）；血压达标者明显降低了心血管病死亡风险。

● 正常高值血压的检出率：正常高值血压的检出率2002年高于1991年。有研究提示正常高值血压者增加脑卒中发病风险56%，冠心病风险44%，总心血管病风险52%。预防高血压应关注正常高值血压。

● 少儿高血压：少儿血压升高检出率与体重增加有关。少儿继发性高血压的比例占少儿高血压的一半，应引起关注。

3.2 吸烟

吸烟是我国心脑血管病发病的重要危险因素。我国男性吸烟率处于平台期，但年轻女性略增加，总计烟民3.5亿人，被动吸烟者5.4亿人。近年来15岁以上人群戒烟率略有增加，但控烟任务相当艰巨。

3.3 血脂异常

近年来，我国人群血脂水平呈持续上升趋势，尤其注意少年儿童血脂水平的升高。2002年全国调查，成人血脂异常患病率为18.6%，其中高胆固醇血症（TC≥5.72mmol/L）患病率2.9%，高甘油三酯血症（TG≥1.70mmol/L）患病率11.9%，低的高密度脂蛋白胆固醇（HDL-C＜1.04mmol/L）患病率7.4%。估计目前血脂异常者至少2亿。血脂异常中的高胆固醇血症是心血管病（冠心病）发病的主要危险因素。

3.4 糖尿病

糖尿病是常见的慢性病，糖尿病是心脑血管病发病的重要危险因素。

● 随着人们生活方式的变化，我国居民糖尿病患病率呈持续快速上升趋势。中华糖尿病分会组织的14省市糖尿病患病率调查≥20岁的中心城市及其周边农村地区居民，测定了空腹血糖和接受口服葡萄糖耐量试验。结果年龄标化的总糖尿病患病率9.7%，明显高于2002年调查结果。糖尿病患病率随年龄和体质指数的增加而增加。

● 糖尿病预防：大庆糖尿病预防研究长期随访结果表明，对糖耐量低减者进行生活方式干预可预防或延缓糖尿病的发生。

3.5 超重/肥胖

超重/肥胖是心血管病发病的重要危险因素。2002年调查超重率达17.6%，肥胖率达5.6%；估算目前超重者2.4亿，肥胖者7 000万人。我国人群少儿和成人超重/肥胖率均呈持续上升趋势，值得关注。

3.6 身体活动不足

身体活动不足是心血管病的危险因素。缺乏体力活动可导致超重肥胖、高血压、血脂异常、血糖升高，并增加心血管病发生风险。九省市调查显示，我国青中年居民体力活动呈下降趋势，与1997年相比，2006年男性和女性总体力活动量分别减少27.8%和36.9%。我国大学生体质健康调查显示，与1985年相比，2005年19～22岁汉族大学生身体活动机能明显降低，而超重/肥胖率明显增加，提示大学生体力活动水平呈下降趋势。

3.7 膳食营养

近年来，我国居民整体膳食状况有了明显改善。但仍存在不合理的膳食特点：谷类食物摄入量下降明显，而脂肪摄入量明显增加；食盐（钠盐）摄入量（平均每日15.9克）大大超过膳食指南推荐每天小于6克的标准；蔬菜水果摄入量较少。

3.8 代谢综合征

2002年我国营养与健康状况调查，依据CDS和ATPⅢ代谢综合征诊断标准，18岁以上代谢综合征患病率粗率分别为6.6%和13.8%。

4. 心血管病防治研究的重要进展

4.1 冠心病

- 注册研究表明，中国大陆经皮冠状动脉介入治疗（PCI）病例数迅速增长。2008年182 312例，较2007年增长26%。2007年870家医院能独立开展PCI，年完成PCI数量≥100例的299家，占医院总数34.4%。
- 2008年全国平均每万人中有1.39人次接受PCI手术，能独立完成PCI的医院共1 061家。平均每家医院完成PCI172例；年完成400例PCI的94家（8.86%）。
- 血糖水平与急性心肌梗死早期病死率的影响：入院血糖水平从4.5mmol/L/L开始，随着血糖水平升高，30天病死率逐渐增加，血糖＞11.0mmol/L是血糖为4.5～5.5mmol/L者的3倍，但血糖＜4.5mmol/L者病死率也增加。
- 中国6城市52个医学中心观察性研究表明，门诊患者接受调脂治疗的比例较高，但血脂达标率低。

● 中国冠心病二级预防研究提示，既往心肌梗死合并高血压患者用血脂康治疗，可明显降低心血管事件及死亡率。

4.2 脑卒中

● 脑卒中是危害国人健康的重大疾病。我国是脑卒中高发地区。

● 天津调查1999～2004年34万死亡病例，排在前三位的死因是脑血管病、心脏病、恶性肿瘤。脑卒中亚型分析提示脑梗死死亡的比例渐上升，脑出血死亡的比例渐下降。标化脑卒中死亡率呈下降趋势。

● 脑卒中二级预防：

（1）中国脑卒中降压治疗研究（PATS）表明：利尿剂降压治疗可使脑血管病患者再次脑卒中发生风险下降31%，减少心血管事件风险25%。降压治疗对脑卒中二级预防有益。

（2）23家医院前瞻性登记研究表明，抗血小板治疗可减少脑卒中后1～6个月成年患者总死亡率和复发性脑血管事件发生风险。

4.3 慢性肾脏病

● 终末期肾脏病（ESRD）患病情况：中国血液净化协会调查27个省市资料显示，ESRD 65 074例接受血透或腹透治疗，2008年底接受透析人数增至102 863例，导致ESRD死亡的主要原因是心血管并发症、脑卒中、感染。

4.4 心血管外科

● 全国心脏外科手术量：中国大陆2009年心脏外科手术总量为157 444例，比2008年增长8.7%，其中体外循环手术量为128 358例。

● 先心病：北京调查2007年间所有北京出生的84 062名人口中，发现先心病8.2‰，活产儿先心病构成：室间隔缺损34.0%，动脉导管未闭23.7%，房间隔缺损10.8%。

● 2008年18家医院资料显示，截至2008年3月，共完成各类先心病介入治疗36 072例，并发症发生率1.97%～4.45%，病死率≤0.11%。

4.5 心力衰竭

● 我国10省市20个城乡调查：35～74岁人群中慢性心衰发病率0.9%，女性患病率高于男性，北方高于南方。

4.6 外周血管病

外周血管病的患病率根据研究人群的不同有较大区别。如在浙江舟山渔民为2.1%,北京35岁以上自然人群为6.0%,国内多地区自然人群调查为2%～4%，北京60岁以上老年人群为16.4%，糖尿病人群为19.4%。代谢综合征人群为22.5%，高血压人群为27.5%。 但相似的是外周血管病的患病率随增龄而增高，女性患病率高于男性。

4.7 心律失常

（1）我国起搏器植入量2006年达2万台。

（2）我国射频消融例数2006年达2万例，呈增长态势。

（3）我国房颤导管消融例数增加较快。

（4）我国人群1年心脏性猝死率为42/10万人。估计每年心脏猝死54万人。

5．心血管病社区防治

1969年开始，首钢开展以控制高血压为切入点的人群防治工作，结果使脑卒中发病率明显下降（下降50%）。此后陆续开展各种形式的心血管病防治项目。2006年进行的上海高血压疾病细节管理具有特色，试点社区设立健康管理专员，负责在患者与医生之间沟通和对患者进行随访管理。管理1年，管理组血压达标率较对照组提高47个百分点；血总胆固醇水平、BMI均低于对照组。

6．心血管病治疗费用

6.1 医院心血管病患者出院人次数

- 2008年全国心血管病（包括脑血管病）患者出院总人数为740万人次，占同期出院总人数的10%，其中心脏病患者出院385万人次（占5.2%），脑血管病356万人次（占4.8%），心脏病患者出院人次超过脑血管病患者。
- 2008年心血管病患者出院人次数中，缺血性心脏病（241万人次）和脑梗死（200万人次）患者为主，其比重分别为32.5%和27.1%，其余为高血压（124万人次）、糖尿病（124万人次），颅内出血（91万人次），风心病（20万人次）。
- 1980年至2008年间，心血管病患者出院人次数年平均增长速度为8.28%，快于同期出院总人数的年平均增长速度（5.27%）。平均增长速度排位糖尿病（13.57%）、脑梗死（11.19%）、高血压（7.11%）。

6.2 心血管病住院费用

● 2008年，急性心梗住院总费用为24.5亿元，颅内出血80.7亿元，脑梗死127.0亿元。自2004年以来，年平均增长速度分别为36.5%，26.9%和31.1%。

● 2008年次均住院费用急性心梗为12 566.2元，颅内出血为8 488.5元，脑梗死为6 046.6元，自2004年以来，平均增长速度分别为9.68%、5.7%和2.69%。

6.3 心血管病药品市场

2009年中国100张床位以上医院药品总购药额为2 566.03亿元；其中，心血管药品总购药额为303.90亿元。

Outline of the *Report on Cardiovascular Disease in China, 2010*

The risk factors of cardiovascular disease (CVD) are increasing persistently in China. The morbidity and mortality of CVD are still at a high level. The burden of CVD is aggravated, and becomes an important issue of public health. The prevention and treatment of CVD should be reinforced immediately.

1. Epidemiology of CVD

In general, the morbidity and mortality of CVD (heart disease and stroke) are elevating continuously in Chinese population. It is estimated that the number of patients with CVD is 230 million, of which, 200 million are afflicted with hypertension, more than 7 million with stroke, 2 million with myocardial infarction, 4.2 million with heart failure, 5 million with pulmonary heart disease, 2.5 million with rheumatic heart disease, and 2 million with congenital heart disease. One out of 5 adults is suffered from CVD.

2. Mortality of CVD

The crude death rate of coronary heart disease (CHD) is 94.9 per 100 000 in urban citizens and 71.27 per 100 000 in rural residents. The crude death rate of stroke is 126.3 per 100 000 in urban citizens and 152.1 per 100 000 in rural residents.

About 3 million Chinese die of CVD annually, which accounts for 41% of all-cause death and is the leading cause of death. The acceleration of CVD death in rural residents is higher than that in urban citizens.

3. Risk Factors of CVD are Increasing Persistently

3.1 Hypertension

Hypertension is a principal risk factor of CVD in China. More than half of CVD is associated with elevated blood pressure (BP).

The prevalence of hypertension is increasing steadily. It was 18.8% in adults according to a National Survey in 2002, and reached approximately 25% in recent years according to investigation reports of some provinces and cities. It is supposed that 200 million Chinese are hypertensives, which means 1 of 5 adults is afflicted with hypertension.

The major risk factors of hypertension are high-salt diet, overweight/obesity, over consumption of alcohol, and chronic intensive stress. Some study suggested that the prevalence of hypertension was increased by a factor of 3 in patients with obesity (body mass index [BMI] ≥28kg/m^2) and by a factor of 2 in patients with overweight (BMI 24.0～27.9 kg/m^2) in comparison with that in individuals with normal weight (BMI <24 kg/m^2). The prevalence of hypertension is elevated by 72% in drinkers with alcohol intake ≥40g/d.

A long-term follow-up study showed that 2.33 million CVD deaths were associated with elevated BP annually (2.10 million due to hypertension, and 0.22 million due to high normal BP), of which 1.27 million were premature CVD deaths (1.15 million due to hypertension, and 0.12 million due to high normal BP).

Relationship between subtypes of hypertension and risk of CVD death. The risk of CVD death is 1.68 (95% confidence interval [CI] 1.58～1.78) in patients with isolated systolic hypertension, 1.45 (1.27～1.65) in isolated diastolic hypertension, and 2.53 (2.39～2.68) in combined systolic/diastolic hypertension, respectively. The risk of CVD death after antihypertensive treatment is 1.61 (1.28～2.08) in patients with BP ＜140/90 mmHg, and 2.88(2.60～3.09)in patients with BP＜140/90 mmHg. The risk of CVD death is significantly reduced in patients with optimal target BP.

Identification of high normal BP. The identification of high normal BP is higher in 2002 than that in 1991. It is reported that the risk in patients with high normal BP is increased by 56% for stroke, 44% for CHD, and 52% for all CVD. Close attention should be paid to the high normal BP in prevention of hypertension.

Hypertension in children Identification of hypertension in children depends upon weight gain. The secondary hypertension accounts for half of the hypertension in children and should be taken into consideration.

3.2 Smoking

Smoking is an important risk factor of CVD in China. The prevalence of smoking in male has reached a plateau, but that is slightly increased in young female. Active smokers are 350 million, and passive smokers are 540 million. Although the abstinence from smoking is improved a little in population older than the age of 15 years, the combat against cigarette is still arduous.

3.3 Dyslipidemia

The levels of plasma lipid in Chinese population are rising constantly in recent years, and that in juveniles should be noted especially. According to a National Survey in 2002, the prevalence of dyslipidemia was 18.6% in adults, of which 2.9% was hypercholesterolemia (total cholesterol [TC] ≥5.72 mmol/L), 11.9% was hypertriglyceridemia (triglyceride [TG] ≥1.70 mmol/L), and 7.4% was low high-density lipoprotein cholesterol (HDL-C) level (HDL-C＜1.04 mmol/L). It is estimated that dyslipidemia affects at least 200 million individuals, with hypercholesterolemia as the main risk factor of CVD (CHD).

3.4 Diabetes Mellitus

Diabetes mellitus is a common chronic disease and is also a potential risk factor of CVD.

The prevalence of diabetes mellitus is increasing rapidly in China with the change of lifestyle. A survey was conducted by Chinese Diabetes Society in 14 provinces to investigate the prevalence of diabetes mellitus in residents ≥20 years old of central cities and their nearby countryside with the measurement of fast blood glucose and oral glucose tolerance test (OGTT). The age-standardized prevalence of diabetes mellitus was 9.7%, which was much higher than that in 2002. The prevalence of diabetes mellitus increases with age and BMI.

Prevention of diabetes mellitus A long-term follow-up study of diabetes prevention in Daqing suggested that lifestyle modification in patients with impaired glucose tolerance could prevent or postpone the occurrence of diabetes mellitus.

3.5 Overweight/Obesity

Overweight/obesity is a pivotal risk factor of CVD. According to a survey in 2002, the prevalence of overweight was 17.6% and that of obesity was 5.6%. It is estimated that the individuals with overweight and obesity may be as much as 240 million and 70 million, respectively. The prevalences of overweight/obesity in both children and adults are growing steadily, which is worthy of note.

3.6 Physical Inactivity

Physical inactivity is a risk factor of CVD. Lack of activity results in overweight/obesity, hypertension, dyslipidemia, hyperglycemia and elevated risk of CVD. An investigation in 9 provinces and cities showed that the physical activity was reduced in young and middle-age residents. The physical activities in 2006 declined by 27.8% in male and 36.9% in female in comparison with those in 1997. A 2005 survey of physical health in college students with age of 19~22 years indicated that in comparison with that in 1985, the physical functionality decreased strikingly and the prevalence of overweight/obesity increased notably, which suggested that the physical activity of college students was going on a downward trend.

3.7 Diet and Nutrition

In general, the diet was improved remarkably in recent years, but some features of diet are still inadequate. The intake of grain reduced significantly, whereas the intake of fat increased dramatically. The daily intake of salt (15.9 g/d) is much greater than that of diet recommendation, which is less than 6g/d. The intake of vegetables and fruits is either insufficient.

3.8 Metabolic Syndrome

According to the Chinese National Nutrition and Health Survey in 2002, the prevalence of metabolic syndrome in individuals with age 18 years was 6.6% diagnosed by CDS criteria and 13.8% by ATP III criteria.

4. Major Research on Prevention and Intervention of CVD

4.1 Coronary Artery Disease (CAD)

According to the Registry study, percutaneous coronary intervention (PCI) was increasing rapidly in Mainland China. The number of PCIs was 182 312 in 2008, increased by a factor of 26% in comparison with that in 2007. In 2007, PCI could be performed independently in 870 hospitals. The number of hospitals where PCIs were completed greater than 100 annually was 299, which accounted for 34.4% of aforementioned hospitals.

In 2008, 1.39 out of 10 000 individuals received PCI, which could be performed independently in 1061 hospitals. The average of PCIs was 172 for each hospital. The number of hospitals where PCIs were completed greater than 400 annually was 94 (8.86%).

Effect of glucose level on the early mortality of acute myocardial infarction (AMI).The 30-day mortality of AMI increases with the glucose level from 4.5 mmol/L on hospitalization. The risk of mortality in patients with glucose level >11.0 mmol/L was increased by a factor of 3 in comparison with that in patients with glucose level of 4.5～5.5 mmol/L. But the mortality was also increased in patients with glucose level <4.5 mmol/L.

Observational data from 52 medical centers in 6 cities of China indicated that a large proportion of out-patients received lipid modification, but the control rate was low.

Research on secondary prevention of CHD in China suggested that the risk of cardiovascular events and mortality could be greatly reduced by treatment with Xuezhikang in hypertensive patients with prior myocardial infarction.

4.2 Stroke

Stroke is a threatening disease for Chinese population. China is an epidemic area of stroke.

According to a survey on 340 000 death cases from 1999 to 2004 in Tianjin, cerebrovascular disease, heart disease, and malignant tumor ranked the 3 leading cause of death. Analysis on the subtype of stroke indicated that the proportion of death from cerebral infarction increased gradually, while that of cerebral hemorrhage decreased. The standardized mortality of stroke displayed a declining trend.

Secondary prevention of stroke (1) Post-stroke Antihypertensive Treatment Study (PATS) in China demonstrated that cerebrovascular disease could be prevented by treatment of hypertension with diuretics. The risk of recurrent stroke was reduced by 31% and that of cardiovascular events by 25%. Anti-hypertension is beneficial for secondary prevention of stroke.(2) Prospective registry study in 23 hospitals showed that the risk of all-cause death and recurrent cerebrovascular events could be reduced by antiplatelet therapy in adult patients with prior stroke in the last 1 to 6 months.

4.3 Chronic Kidney Disease

The prevalence of end-stage renal disease (ESRD): Investigation by Chinese Society of Blood Purification in 27 provinces and cities showed that 65,074 patients with ESRD received hemodialysis or peritoneal dialysis. This number got up to 102,863 by the end of 2008. The major cause of death from ESRD is cardiovascular complications, stroke and infection.

4.4 Cardiac Surgery

The number of cardiac surgeries in China: The number of cardiac surgeries in Mainland China was 157 444 in 2009, which was increased by a factor of 8.7% in comparison with that in 2008. Of these surgeries, 128 358 was performed on-pump.

Congenital heart disease: According to a survey in 2007, the prevalence of congenital heart disease was 8.2‰ in 84,062 newborn babies in Beijing. In the survived infants with congenital heart disease, 34.0% was afflicted with ventricular septal defect, 23.7% with patent ductus arteriosus, and 10.8 with atrial septal defect.

Data from 18 hospitals demonstrated that 36 072 patients with congenital heart disease had been treated with intervention therapy by the end of March in 2008. The incidence of complications was 1.97% ~ 4.45%, and the death rate was less than 0.11%.

4.5 Heart Failure

According to a survey from 20 towns and countrysides in 10 provinces and cities, the incidence of chronic heart failure in population aged 35 ~ 74 years was 0.9%. There were 4 million patients with heart failure in China. The prevalence was higher in female than in male, and higher in north than in south.

4.6 Peripheral Artery Disease (PAD)

The prevalence of PAD varies substantially among different samples of Chinese population. For example, it was 2.1% in Zhoushan fisherman, 6.0% in natural population above the age of 35 years in Beijing, 2%~4% in natural populations of multiple domestic regions, 16.4% in elderly population above the age of 60 years in Beijing, 19.4% in patients with diabetes mellitus, 22.5% in individuals with metabolic syndrome, and 27.5% in hypertensives. The prevalence of PAD increases with age, and is higher in female than in male.

4.7 Arrhythmia

20,000 patients underwent permanent cardiac pacemakers implantation in 2006.

The number of patients who were treated with radiofrequency ablation was 20 000 in 2006, which demonstrated an upward trend.

Radiofrequency ablation in treatment of atrial fibrillation develops rapidly.

The incidence of sudden cardiac death (SCD) in China is 42 out of 100 000 persons. It is estimated that 540 000 SCDs occur annually.

5. Community-based Prevention and Treatment of CVD

Management of hypertension was started in 1969 in population of Capital Steel Corporation. The incidence of stroke was reduced considerably by 50%. Various projects on the prevention and treatment of CVD were carried out thereafter. Detailed management of hypertension-associated disease was launched in Shanghai in 2006. Health management specialist bridged the communication between patients and doctors, and was in charge of the follow-up. After 1-year management, the control rate of blood pressure in management group was increased by 47% in comparison with that of reference group, while the plasma total cholesterol and BMI were lower.

6. Expenses for CVD

6.1 Number of Patients with CVD Discharged from Hospital

7.4 million patients with CVD (including cerebrovascular disease) were discharged from hospital in 2008, which accounted for 10% of the total discharge, of which, the discharge of heart disease was 3.85 million (5.2%), and that of cerebrovascular disease 3.56 million (4.8%). The number of patients with heart disease discharged from hospital exceeded that of cerebrovascular disease.

Most patients with CVD discharged from hospital in 2008 were those with ischemic heart disease (2.41 million) and cerebral infarction (2 million), which accounted for 32.5% and 27.1%, respectively. The other discharges were patients with hypertension (1.24 million), diabetes mellitus (1.24 million), cerebral hemorrhage (0.91 million), and rheumatic heart disease (0.2 million).

The average increment of CVD discharge (8.28%) during 1980 ~ 2008 was more rapid than that of all diseases (5.27%). The average increment of discharge was ranked as diabetes mellitus (13.57%), cerebral infarction (11.19%), and hypertension (7.11%).

6.2 Expenses for CVD Hospitalization

The expense for hospitalization in 2008 was 2.45 billion RMB for AMI, 8.07 billion for cerebral hemorrhage, and 12.7 billion for cerebral infarction. The annual increment of expenses for hospitalization since 2004 were 36.5%, 26.9%, and 31.1% for above specific disease, respectively.

The expenses for every hospitalization was 12 566.2 RMB for AMI, 8488.5 for cerebral hemorrhage, and 6046.6 for cerebral infarction. The annual increment of expenses for every hospitalization since 2004 were 9.68%, 5.7%, and 2.69% for above specific disease, respectively.

6.3 Market of Medicines to Treat CVD

256.603 billion RMB was used to purchase various drugs in hospitals with more than 100 sickbeds in 2009, of which 30.39 billion was expended on medicines to treat CVD.

第一部分　心血管病

1.1 心血管病患病人数

估计我国心血管病（冠心病、脑卒中、心衰、高血压）现患人数2.3亿，每10个成年人中有2人是心血管病。

高血压2亿，脑卒中700万，心肌梗死200万，心衰420万，肺心病500万，风心病250万，先心病200万。

1.2 心血管病死亡状况

（1）估计我国每年死于心血管病的约300万人。

（2）中国人总死亡中，每死亡3个人中就有1人是心血管病。

（3）我国每天心血管病死亡8 200人，估计每小时心血管病死亡340人。

1.3 心血管病死亡率及死因构成比

（1）中国心血管病死亡率居高不下，2009年心血管病死亡率仍居首位，高于肿瘤及其他疾病（见图1-3（1～4））。

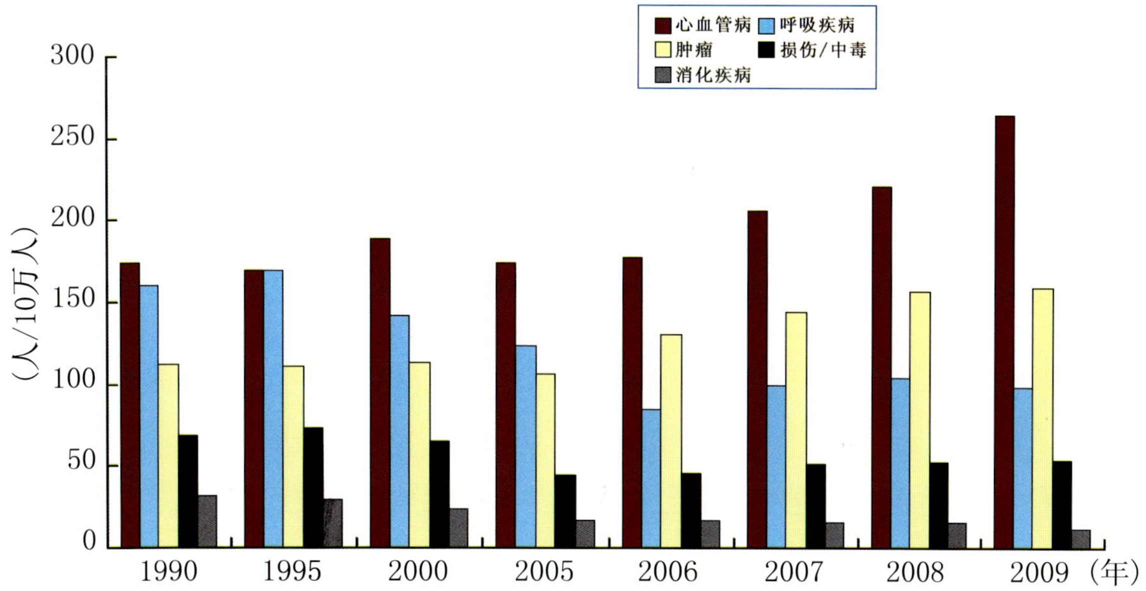

图1-3（1）　1990～2009年我国农村居民主要疾病死亡率变化

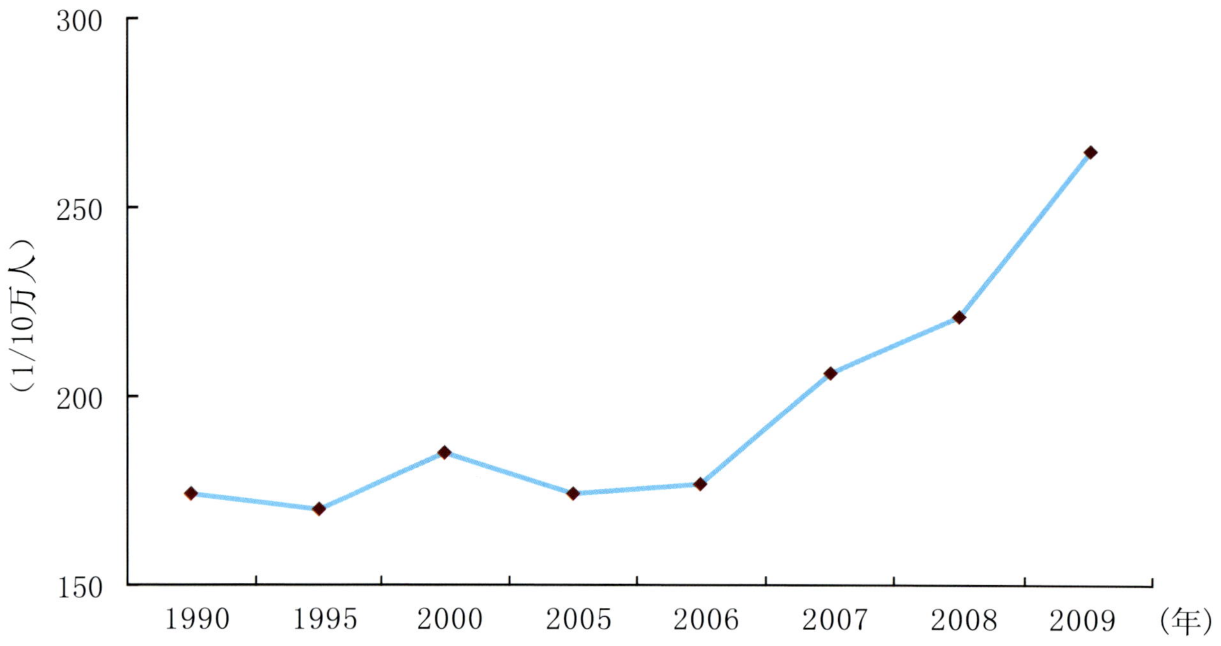

图1-3（2）1990～2009年我国农村居民心血管病死亡率变化

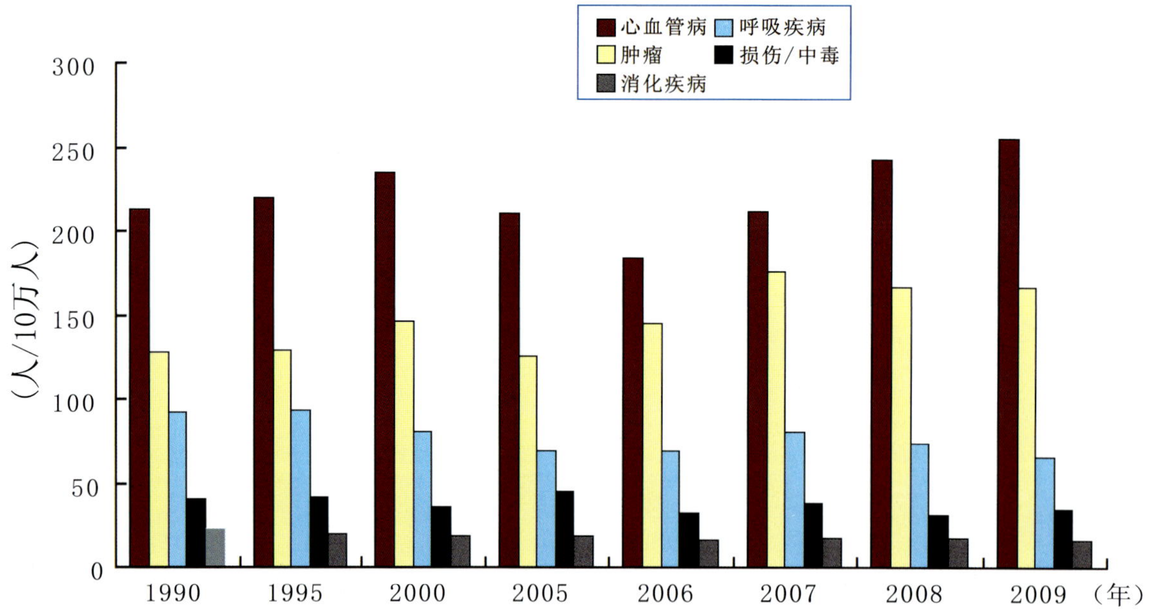

图1-3（3） 1990～2009年我国城市居民主要疾病死亡率变化

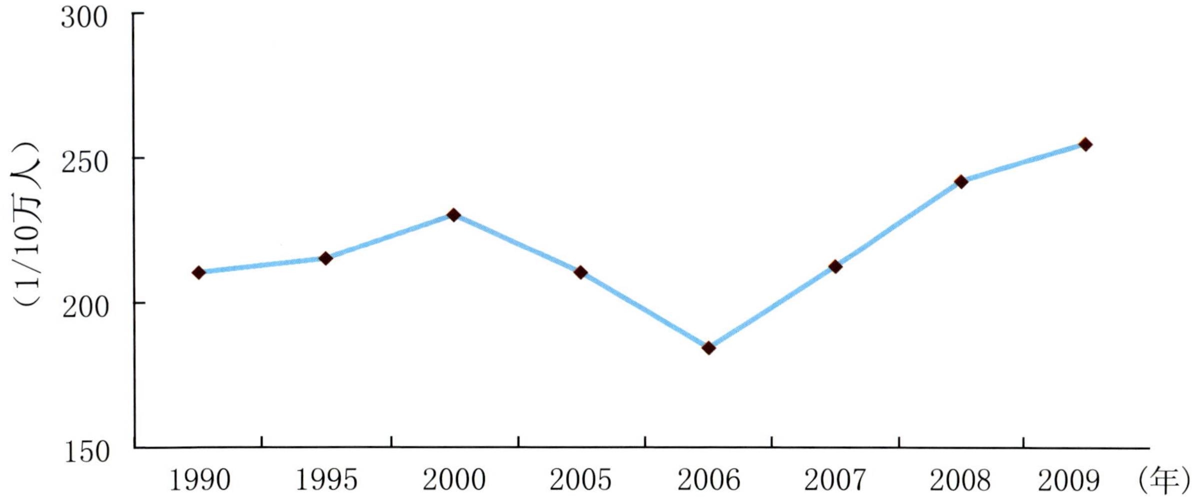

图1-3（4）1990～2009年我国城市居民心血管病死亡率变化

（2）中国城乡居民主要疾病死亡构成比中，心血管病占首位（图1-3（5），1-3（6））。

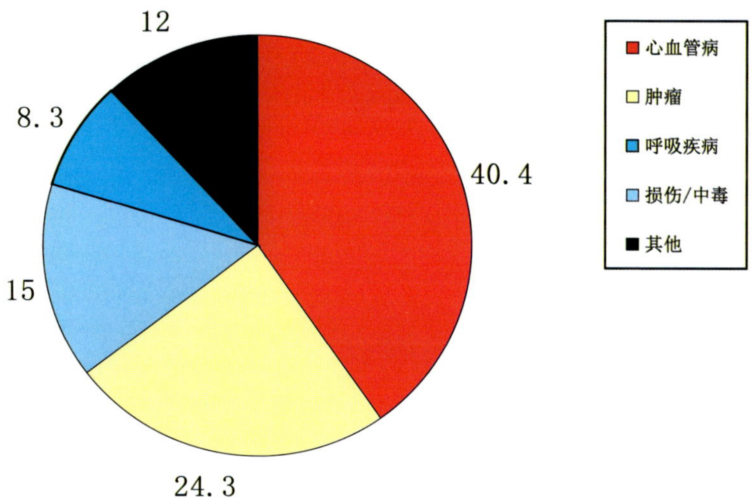

图1-3（5）　2009年我国农村居民主要疾病死因构成比（%）

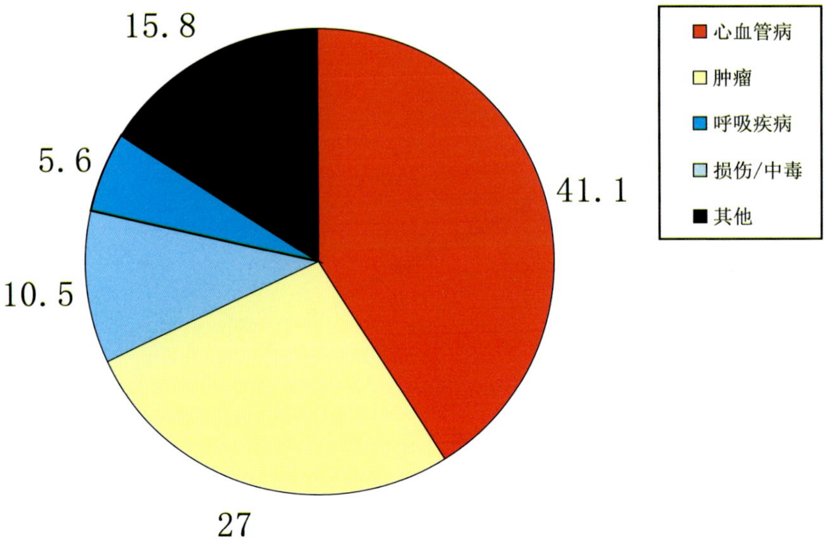

图1-3（6） 2009年我国城市居民主要疾病死因构成比（%）

参考文献：

中华人民共和国卫生部．中国卫生统计年鉴，2009．北京：中国协和医科大学出版社．2009

中华人民共和国卫生部．中国卫生统计年鉴，2010．北京：中国协和医科大学出版社．2010

第二部分　心血管病危险因素

2.1 高血压

2.1.1 原发性高血压

2.1.1.1 人群血压水平

根据2002年中国居民营养与健康状况调查的结果[1]，我国人群的平均血压水平随年龄的增加而增加。在45岁前，男性的收缩压高于女性，之后，则女性收缩压高于男性。尽管女性的舒张压水平在各年龄段均低于男性，但45岁以后这种差距在缩小（表2−1−1（1））。

表 2-1-1（1）中国 15~74 岁人群平均血压水平

年龄	收缩压（mmHg）		舒张压（mmHg）	
	男	女	男	女
15~24	112.4	107.6	71.9	69.8
25~34	115.7	109.4	75.6	71.5
35~44	118.4	114.8	78.1	74.9
45~54	122.9	123.1	80.0	78.3
55~64	129.3	130.4	80.7	79.1
65~74	135.2	136.8	79.8	78.7

2002年中国居民营养与健康状况调查有关不同民族的高血压分析数据[2]显示，在可用于分析的15岁以上人群152 683份资料中，满族男性、女性的平均收缩压水平最高，分别为126.2mmHg和125.7mmHg；而藏族男性、女性的平均舒张压水平最高，分别为85.7mmHg和81.6mmHg（表2−1−1（2））。

表 2-1-1（2）中国不同民族 15 岁及以上人群平均血压水平

民族	收缩压（mmHg）		舒张压（mmHg）	
	男	女	男	女
汉　族	123.3	120.3	78.6	75.9
蒙古族	123.3	123.3	78.2	77.1
回　族	120.4	118.3	78.2	75.3
藏　族	124.8	117.0	85.7	81.6
苗　族	116.2	111.0	73.0	69.7

表

民族	收缩压（mmHg）		舒张压（mmHg）	
	男	女	男	女
壮　族	123.8	116.7	77.4	72.7
布依族	119.7	117.3	77.1	73.5
满　族	126.2	125.7	79.4	77.7
土家族	122.6	121.0	74.4	73.1
其他民族	118.2	114.3	76.9	74.6
合　计	123.1	120.0	78.5	75.7

2004年天津市239万名15岁以上农村居民的血压调查结果[3]显示，被调查人群SBP平均值为125.9±18.99mmHg，男性为127.17±17.84mmHg，女性为124.75±19.92mmHg。DBP的平均值为80.44±10.77mmHg，男性为81.28±10.4mmHg，女性为79.65±11.01mmHg。不同年龄血压均值见图2-1-1（1）。

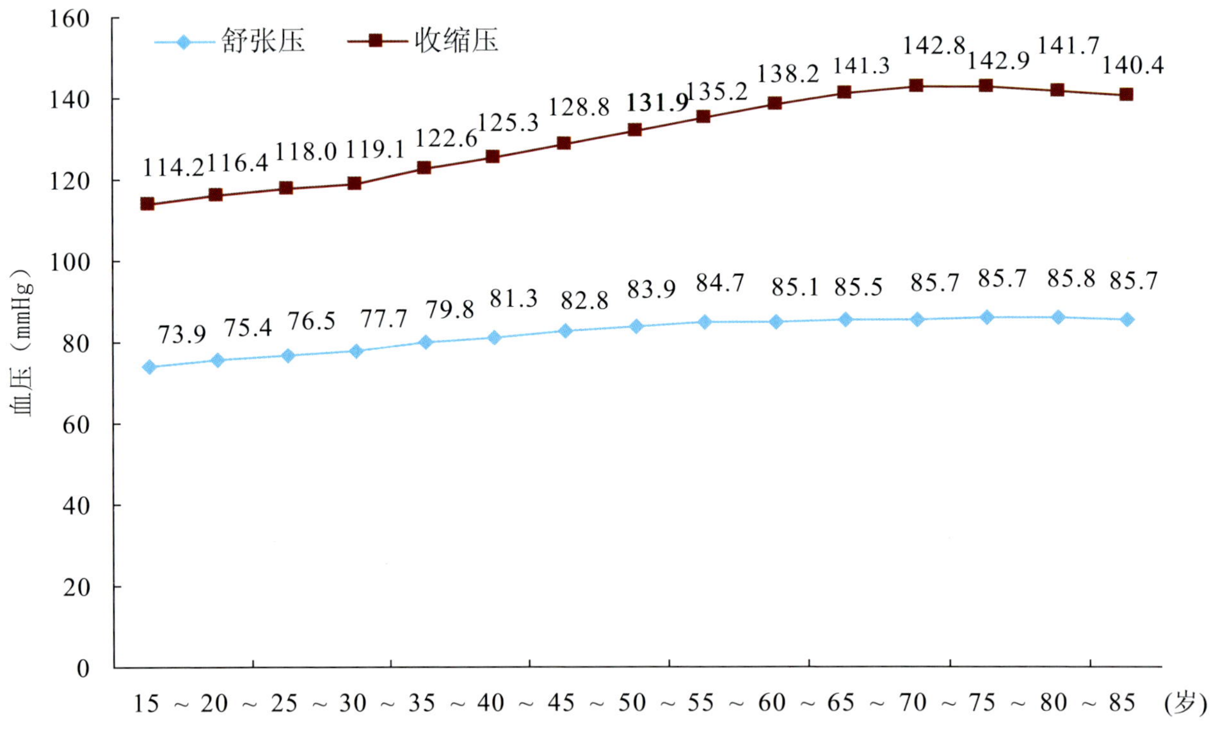

图2-1-1（1）　2004年天津15岁以上农村人群各年龄段血压均值

。

2007年云南省8州县5 000余名15～69岁慢性病检测对象的血压水平见表2-1-1（3））[4]。

表2-1-1（3）　云南省不同民族血压水平($\bar{X}\pm s$，mmHg)

民族	男性			女性		
	样本数	收缩压	舒张压	样本数	收缩压	舒张压
汉　族	1 237	127.8±18.0	80.1±10.5	1 363	127.0±21.0	78.9±11.0
傣　族	276	131.1±19.0	78.5±14.2	288	128.0±22.5	77.3±13.1
傈僳族	236	126.3±15.7	79.3±11.1	192	120.8±14.4	76.0±9.9
白　族	190	133.2±21.1	81.9±11.7	173	127.8±21.0	78.6±11.8
壮　族	181	127.3±19.4	78.7±12.6	174	125.8±22.4	76.0±12.2
彝　族	98	127.8±18.2	78.8±11.6	100	128.5±24.9	79.6±13.3
回　族	74	128.2±19.3	80.9±12.2	98	132.3±27.0	81.5±13.1
苗　族	77	126.1±15.1	78.4±11.1	71	123.8±13.0	75.5±9.0
哈尼族	63	125.3±15.8	77.4±11.4	63	118.7±16.7	73.0±11.0
其　他	73	125.6±14.0	80.4±9.0	72	126.6±21.7	79.5±12.5
合　计	2 505	128.2±18.2	79.8±11.4	2 594	126.6±21.2	78.2±11.6

2.1.1.2 高血压患病率

我国建国以来进行过4次大规模的高血压患病率调查，从历次调查的结果可以看出高血压的患病率呈明显的上升趋势（图2-1-1（2））。

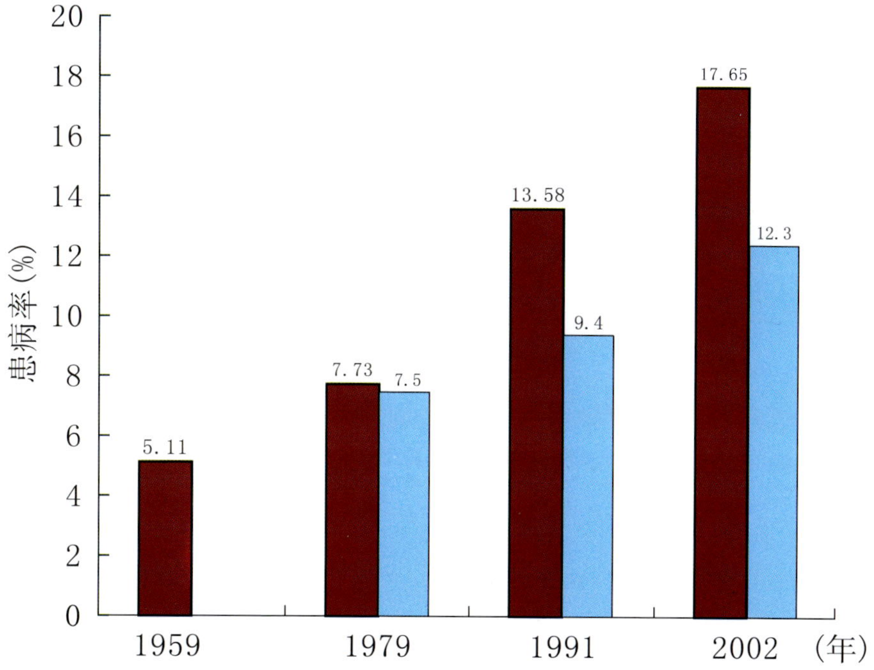

图2-1-1（2）4次全国高血压调查15岁以上人群高血压患病率的比较

注：各次调查高血压诊断标准不尽相同：1959年为DBP90和/或39岁以下SBP140，40岁以后SBP年龄

+10；1979～1980年为SBP≥141和/或DBP≥91，且未考虑2周内服药情况；1991年为SBP≥140和/或DBP≥90，或近两周内服用降压药；2002年同1991年。

■ 为调查当年全国估计患病率。

■ 为年龄标化患病率。诊断标准统一采用1979～1980年标准，标准人口统一采用1964年全国人口，对象均为15岁以上年龄。血压单位均为毫米汞柱（mmHg）。

2002年中国居民营养与健康状况调查[5]显示，我国成人高血压患病率为18.8%，男性患病率高于女性，患病率随年龄的增加而呈上升趋势［表2-1-1（4)］。根据数学模型估算，2006年高血压患者人数约为2亿人。

按5岁1个年龄组分类，不同年龄段的患病率见图2-1-1（3）。无论男性、女性，随年龄增加高血压患病率增加明显。40岁以前，男性增加较女性明显；45岁以后，女性的高血压患病率要高于男性[6]。

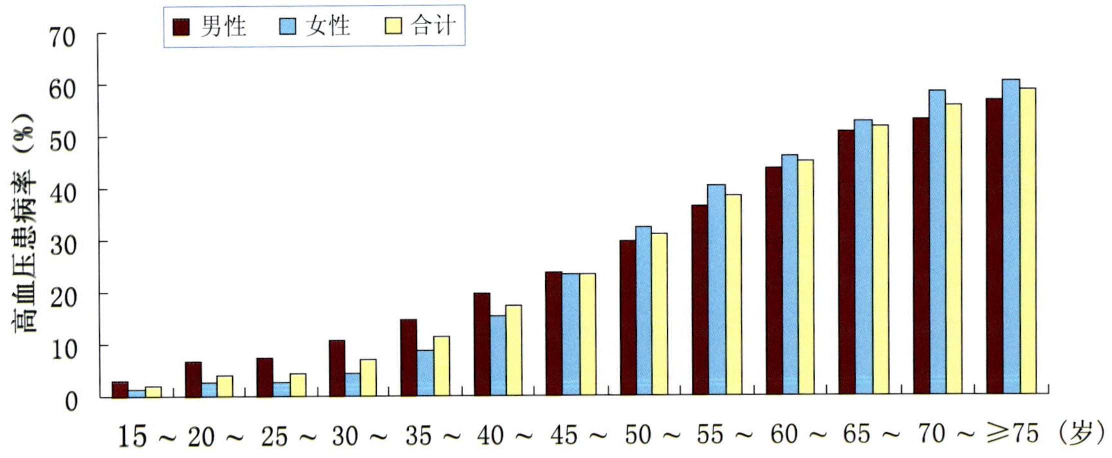

图2-1-1（3） 2002年中国人群不同年龄高血压患病率

注：高血压的诊断标准为：收缩压≥140mmHg或舒张压≥90mmHg或近2周服用降压药。

从1979年到2002年的演变趋势看，不同性别患病率都呈上升趋势（图2-1-1（4））。同样无论男性、女性，40岁以上年龄组增速加快，不同时期差异增大[7]。

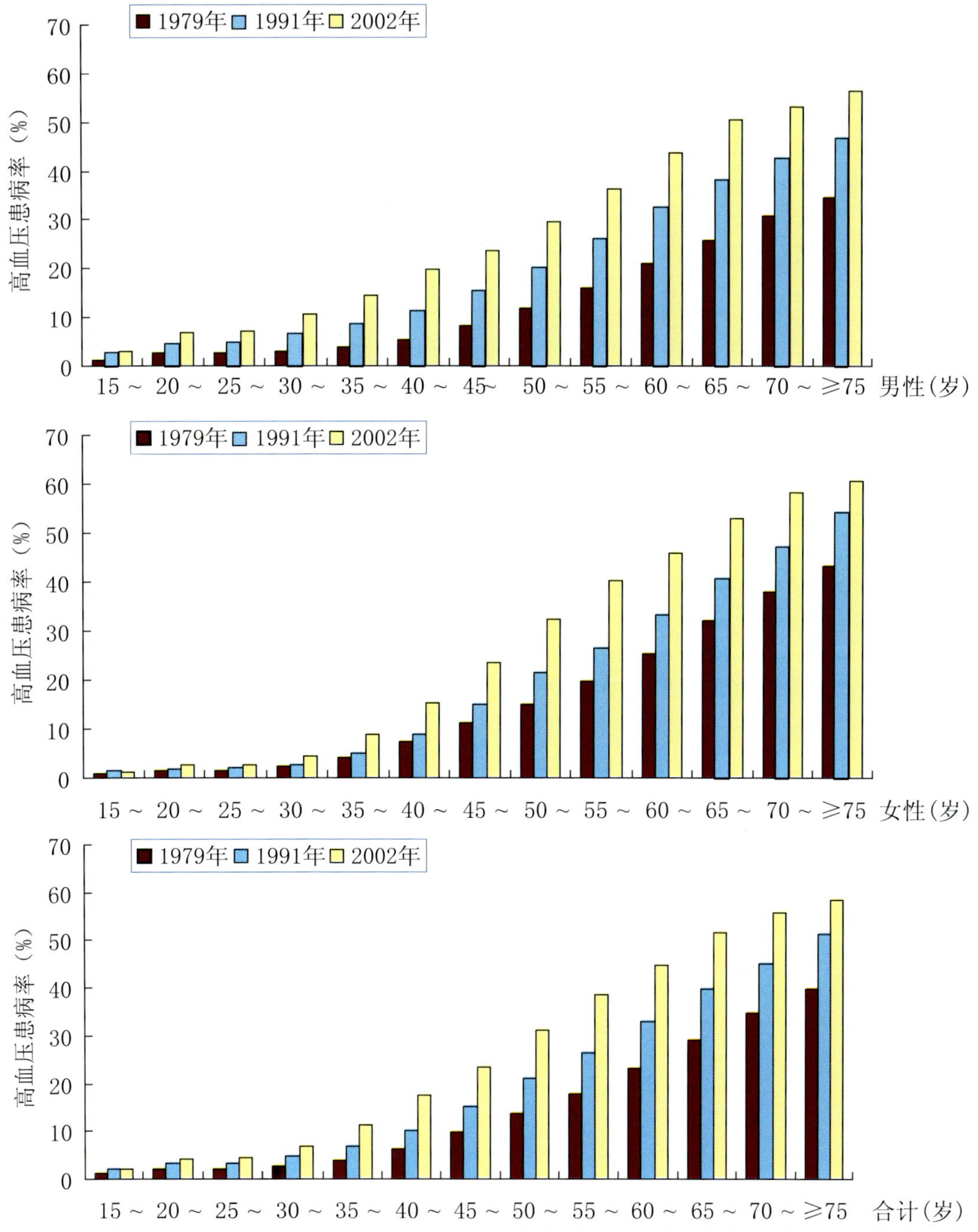

图2-1-1（4）　1979～2002不同年龄高血压患病率的变化趋势

注：1979年高血压的诊断标准为：收缩压＞140mmHg或舒张压＞90mmHg；1991年和2002年高血压的诊断标准为：收缩压≥140mmHg或舒张压≥90mmHg，或近2周服用降压药。

2002年调查资料提示[8]，我国高血压患病率城乡差别依然存在，而且除三、四类地区外南北方差异明显（图2-1-1（5））。

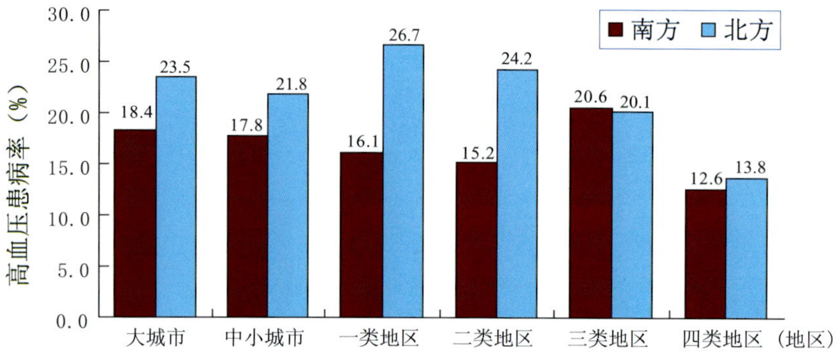

图2-1-1（5） 中国人群2002年不同地区的高血压患病率

注：高血压的诊断标准为：收缩压≥140mmHg或舒张压≥90mmHg或近2周服用降压药。

不同时期有关高血压患病率的调查均显示[9]城乡差别、地区差别都非常明显。2002年城市的标化患病率达到19.3%，农村为18.6%。但从变化趋势来看，城乡差距在缩小（图2-1-1（6））。

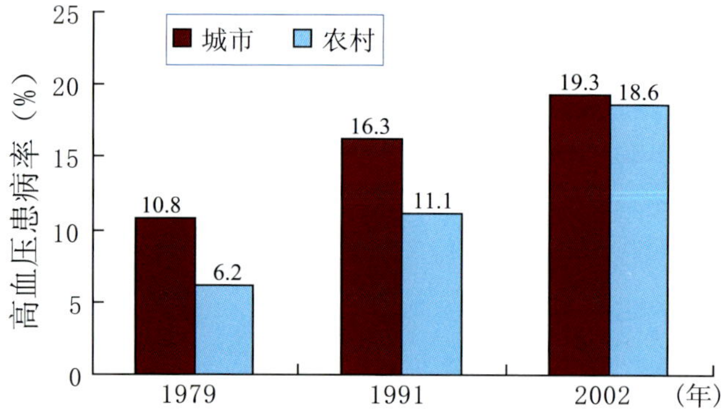

图2-1-1（6） 不同时期高血压患病率的变化趋势

注：1979年高血压的诊断标准为：收缩压>140mmHg或舒张压>90mmHg；1991年和2002年高血压的诊断标准为：收缩压≥140mmHg或舒张压≥90mmHg，或近2周服用降压药。除2002年外，余均为未标化率。

2002年一项针对我国14省市的高血压患病率调查[10]，调查对象年龄在35～85岁，共调查29 076名。结果显示，不同的省市的标化患病率为18.68%～42.61%（表2-1-1（5））。

表2–1–1（5）2002年14省市调查35～85岁高血压患病率的地区分布

地　区	检查人数	患病率（%）	标化患病率（%）
天　津	1 988	40.69	30.80
内蒙古	2 029	33.86	42.61
河　北	2 006	48.75	41.05
山　西	2 031	28.61	28.94
河　南	2 696	41.43	41.59
山　东	1 992	16.87	18.60
浙　江	2 107	36.40	31.45
湖　北	2 163	24.13	21.16
湖　南	1 741	34.06	24.91
四　川	2 083	27.36	18.68
广　东	2 005	27.36	24.91
江　西	2 125	34.12	27.71
云　南	2 278	40.34	30.80
陕　西	1 832	38.10	31.47

关于不同民族的高血压分析数据[11]显示，在可用于分析的15岁以上人群152 683份资料中，藏族患病率最高为24.7%，苗族最低为7.7%。与1991年相比，增长幅度最大的为满族，而蒙古族有所下降（表2–1–1（6））。

表2–1–1（6）不同时期不同民族高血压标化患病率的变化（%）

民　族	男　性		女　性		合　计	
	1991	2002	1991	2002	1991	2002
汉　族	11.6	17.7	10.3	15.3	11.3	16.2
蒙古族	21.1	18.8	15.6	17.2	18.2	17.6
回　族	10.4	16.2	9.3	16.2	9.8	16.0
藏　族	19.5	25.6	16.4	24.0	17.8	24.7
苗　族	8.3	9.2	7.0	6.1	7.7	7.7
壮　族	9.4	16.1	7.5	8.3	8.8	11.8
布依族	11.6	13.9	7.8	10.7	9.5	12.4
满　族	13.4	23.1	11.1	18.7	12.3	20.5

2007年云南省8州县5 000余名15～69岁不同民族患病率不尽相同（表2–1–1（7））[12]。

表2-1-1（7）2007年云南省8州县5 000余名15～69岁不同民族患病率(%)

民族	男性				女性				合计			
	样本数	病例数	粗率	标化率	样本数	病例数	粗率	标化率	样本数	病例数	粗率	标化率
汉族	1 237	319	25.8	22.2	1363	357	26.2	21.2	2 600	676	26.0	21.6
傣族	276	77	27.9	27.1	288	75	26.0	24.3	564	152	27.0	25.7
傈僳族	236	53	22.5	21.2	192	26	13.5	12.9	428	79	18.5	17.4
白族	190	62	32.6	30.4	173	44	25.4	22.8	363	106	29.2	26.8
壮族	181	41	22.7	19.3	174	32	18.4	-	355	73	20.6	16.1
彝族	98	24	24.5	25.0	100	26	26.0	23.8	198	50	25.3	24.2
回族	74	25	33.8	27.3	98	34	34.7	24.7	172	59	34.3	25.5
苗族	77	12	15.6	–	71	10	14.1	14.3	148	22	14.9	15.0
哈尼族	63	11	17.5	–	63	10	15.9	-	126	21	16.7	21.3
其他	73	12	16.4	–	72	17	23.6	19.8	145	29	20.0	20.1
合计	2 505	636	25.4	23.0	2 594	631	24.3	20.4	5 099	1 267	24.8	21.7

“-”表示因样本量太少，未计算标化率

表2-1-1（8）不同地区人群高血压患病率调查情况

时间（年）	地区	年龄	样本数	患病率（%）	标化患病率（%）
2004～2005	辽宁阜新农村地区[13]	≥65	4 541	61.33	61.18
2006	内蒙古赤峰市[14]	≥15	6 015	28.50	19.09
2007	山东农村[15]	≥25	16 364	43.80	—
2007	上海城乡结合部[16]	≥60	11 220	49.73	
2007	云南省 8 州县[17]	15～69	5 000余	24.80	21.7
2007	重庆市中梁山地区7个社区[18]		12 301	8.36	—
2007～2008	河南省新安县[19]	≥18	20 194	30.77	20.71
2008	徐州市[20]	20～75	11 220	20.87	16.39

有研究[21]利用国家“八五”（1992～1994年）、“九五”（1998年）和“十五”(2004～2005年)期间年龄在35～59岁的12组可比人群资料分析了患病率的动态变化。结果显示高血压患病率分别为21.0%、22.4%和24.4%，性别之间、不同体质指数之间、城乡之间都存在差异（图2-1-1（7））。

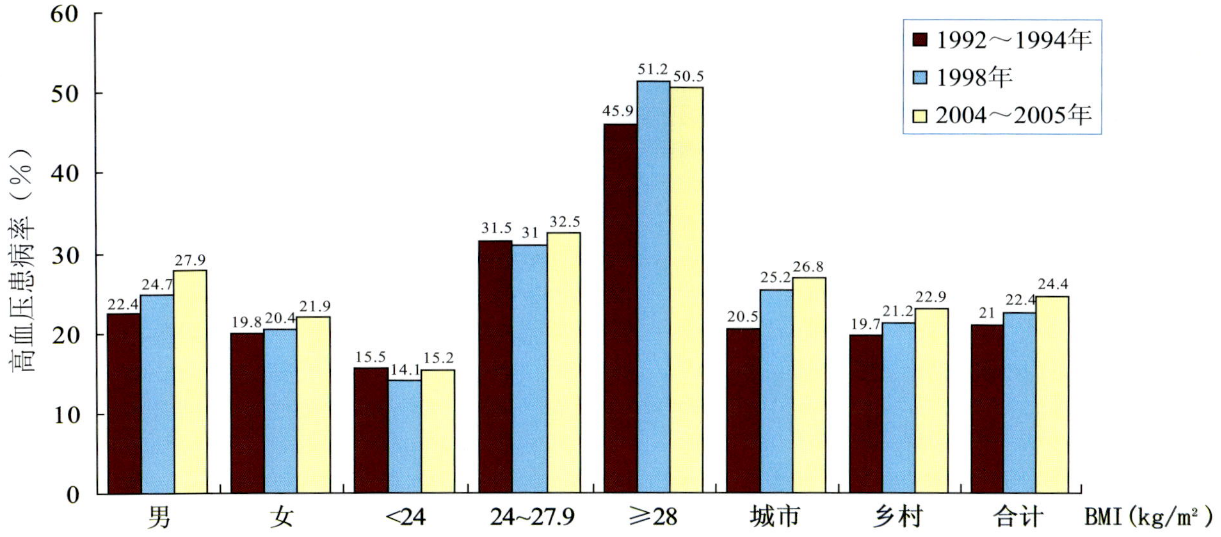

图2-1-1（7）　中国中年人群不同情况高血压患病率

有研究分析了山东农村35～74岁居民在1991年（n=8 359）、2002年（n=18 599）、2007年（n=20 167）期间高血压患病率分别为20.4%、24.5%、30.6%，呈上升趋势[22]。

而且一项研究[23]对1 826例老年人进行的研究提示高血压组患者的生命质量低于正常组；在高血压组中，女性高血压患者的生命质量较男性差，农村老年高血压患者的生命质量低于城区。

在1991年第三次全国高血压调查的基础上，针对中国17个省市自治区和直辖市169 871名40岁以上的成人开展了一项前瞻性队列研究，分析显示[24]，无论单纯收缩期高血压、单纯舒张期高血压，还是收缩压/舒张压均高的高血压，与血压正常的相比心血管病的发病和死亡风险均增高；即使对于接受治疗的高血压患者而言，无论血压是否达标其相对风险均增高（表2-1-1（9））。

针对上述队列人群的另一项研究显示：在2005年，血压升高有关的心血管病死亡高达233万（高血压占211万，高血压前期占22万），导致的心血管病早死也高达127万（高血压占115万，高血压前期占12万），其中主要为脑血管病死亡，在总死亡中占186万、早死中占108万[25]。在本研究中，根据2005年中国人平均期望寿命，早死被定义为男性死亡年龄小于72岁，女性小于75岁。

表2-1-1（9）多因素调整后血压与心血管病发病和死亡风险*

正常血压	未接受治疗			接受治疗	
	ISH	IDH	SDH	<140/90mmHg	≥140/90mmHg
CVD发病 1.00	1.78 (1.69 ~1.87)	1.59 (1.43 ~ 1.76)	2.73 (2.60 ~ 2.86)	2.01 (1.64 ~ 2.48)	3.37 (3.07 ~ 3.69)
CVD死亡 1.00	1.68 (1.58 ~ 1.78)	1.45 (1.27 ~ 1.65)	2.53 (2.39~ 2.68)	1.61 (1.28~ 2.03)	2.88 (2.60 ~ 3.19)

*数据为RR(95%CI)。CVD：心血管病；ISH：单纯收缩期高血压；IDH：单纯舒张期高血压；SDH：收缩压/舒张压均高的高血压。

2.1.1.3 高血压的发病率

有研究[26]通过对10 525名40岁以上非高血压成人平均8.2年的随访，结果提示28.9%的男性和26.9%的女性发展为高血压（图2-1-1（8））。

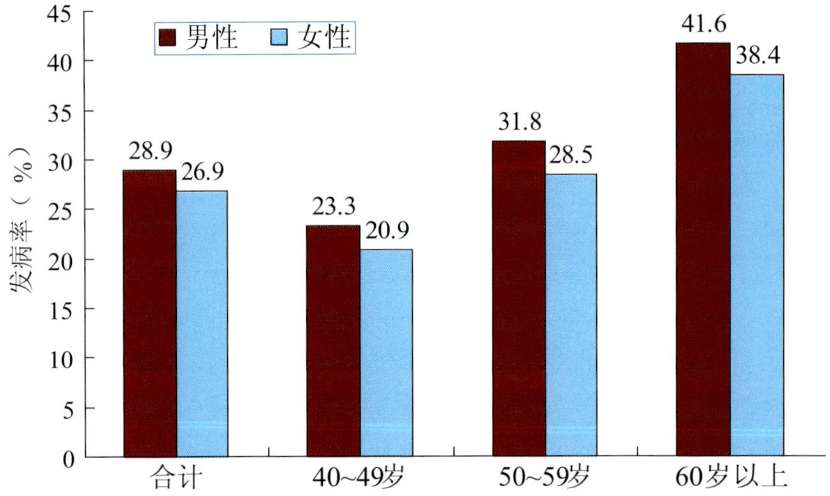

图2-1-1（8）成人不同性别基线年龄段8年高血压累计发病率

2.1.1.4 血压正常高值的检出率

2002年营养调查资料[27]显示，按照2005年《中国高血压防治指南》的定义，将18岁及以上147 472人的资料按血压水平分类，正常高值的比例占34%。男性正常血压的比例低于女性，而正常高值则相反（图2-1-1（9））。不同时期成年人血压正常高值检出率见表2-1-1（10）。

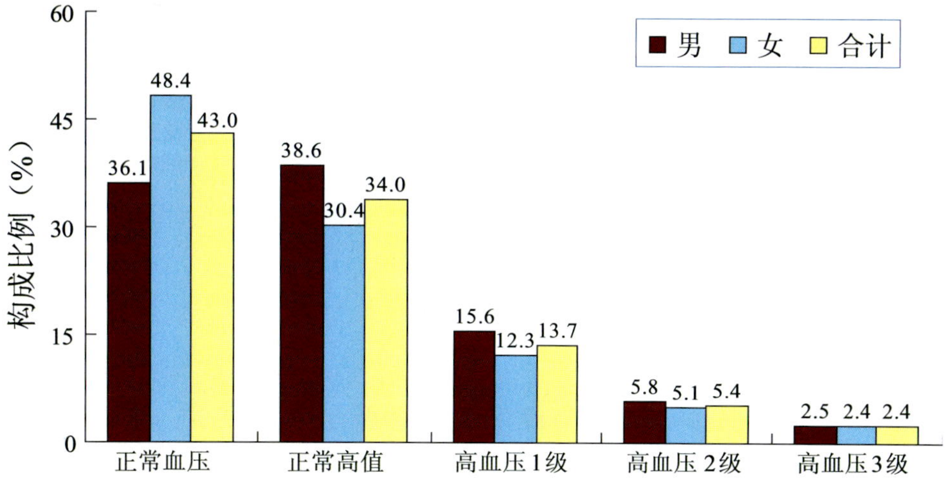

图2-1-1（9）2002年中国成年人群血压分类构成

注：血压水平分类按照《中国高血压防治指南》（2005版）的定义。

表2-1-1（10）中国不同时期成年人血压正常高值检出率（%）

年龄组	男性		女性		合计	
	2002	1991	2002	1991	2002	1991（年）
18~	37.0	34.8	23.4	16.8	28.5	25.4
25~	40.3	36.0	25.1	17.4	30.9	26.0
35~	41.7	36.5	32.8	24.7	36.7	30.2
45~	40.3	35.9	36.1	30.2	38.0	32.9
55~	36.7	33.8	33.2	31.7	34.9	32.7
65~	31.6	32.3	28.9	30.1	30.3	31.2
75~	29.3	30.5	27.0	27.4	28.1	28.7
合计	38.6	35.2	30.4	23.5	34.0	29.0

研究报道[28]，正常高值血压增加脑卒中发病危险56%、冠心病危险44%、总的心血管病危险52%；冠心病事件、脑卒中事件、总的心血管病事件中正常高值血压的归因危险度分别为12.4%、15.2%、14.4%。

另有研究[29]调查了15 540名35～74岁的成人，结果提示正常高值的标化检出率为21.9%，男性（25.7%）高于女性（18.0%），北方高于南方，肥胖人群高于非肥胖人群（表2-1-1（11））。

表2-1-1（11）中国成人（35～74岁）年龄调整的血压正常高值检出率%（标准误）

不同地区	男性	女性	合计
合计	25.7(0.8)	18.0(0.7)	21.9(0.5)
城市	27.2(1.0)	17.1(0.8)	22.1(0.7)
农村	25.4(1.0)	18.3(0.8)	21.9(0.7)
北方	28.3(1.3)	21.7(1.2)	24.9(0.9)
南方	24.2(1.1)	15.5(0.9)	20.0(0.7)

2.1.1.5 单纯收缩期高血压

根据2002年的调查资料[30]，我国成年人单纯收缩期高血压（ISH）标化患病率为6.0%，男性为5.4%，女性为6.9%。据此估计我国成年人群中ISH的患病人数约为5 000万。整体上ISH患病率随年龄增加而增加，尤其是40岁以后更为明显。在40岁前，男性高于女性；40岁之后，女性高于男性（图2-1-1（10））。

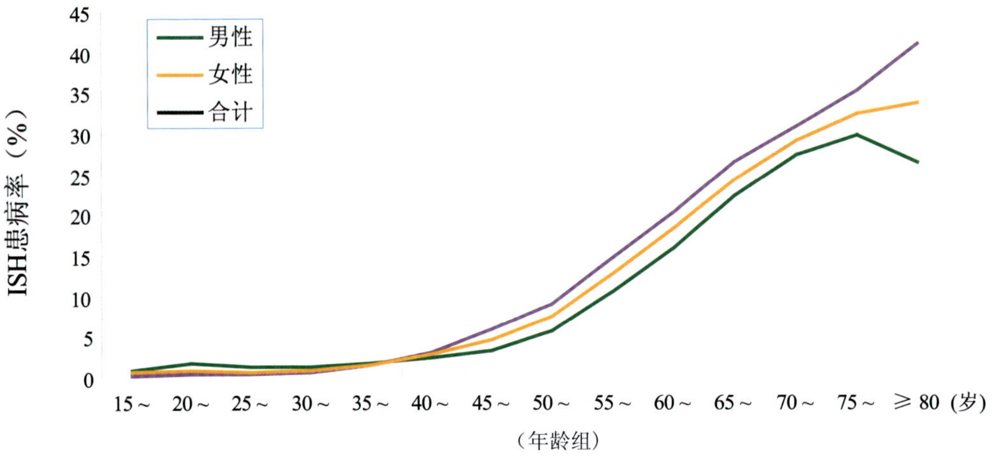

图2-1-1（10）　中国人群不同年龄组ISH标化患病率

注：各年龄组患病率均调整地区构成。

ISH的患病率也表现为北高南低。但与高血压患病率不同的是，无论南方、北方，女性均高于男性，农村高于城市（表2-1-1（12）、（13））。

表2-1-1（12）2002年不同城市农村成年人群ISH标化患病率(%)

性别	城市小计	农村小计	大城市	中小城市	一类地区	二类地区	三类地区	四类地区	合计
男性	4.9	5.6	5.4	4.8	6.5	5.8	5.2	3.9	5.4
女性	6.7	6.9	7.0	6.5	8.2	6.9	7.5	5.0	6.9
合计	5.8	6.2	6.2	5.6	7.3	6.2	6.3	4.4	6.1

表2-1-1（13）2002年南北方成年人群ISH标化患病率(%)

性别	城市		农村	
	南方	北方	南方	北方
男性	4.5	5.4	5.1	5.9
女性	6.6	6.8	6.5	7.5
合计	5.6	6.0	5.7	6.7

对于60岁及以上人群，ISH的患病率25.1%。且表现为城市高于乡村、女性高于男性。在农村，一类地区最高，依次为二、三、四类地区（表2-1-1（14））。尽管仍表现为北方高于南方，但差异相对较小（表2-1-1（15））。

表2-1-1（14）2002年不同城市农村≥60岁人群ISH标化患病率(%)

性别	城市小计	农村小计	大城市	中小城市	一类地区	二类地区	三类地区	四类地区	合计
男性	22.4	22.1	23.6	21.8	26.1	22.8	20.0	16.1	22.2
女性	29.5	27.8	31.2	28.8	32.6	27.7	29.5	20.4	28.3
合计	26.0	24.8	27.7	25.3	29.3	24.9	24.6	18.3	25.1

表2-1-1（15）2002年南北方≥60岁人群ISH标化患病率（%）

性别	城市		农村	
	南方	北方	南方	北方
男性	22.5	22.3	21.1	22.5
女性	29.1	29.7	26.8	29.1
合计	25.8	26.1	24.0	25.6

而对于成年高血压患者而言，不同年龄段女性的ISH患病率要高于男性（图2-1-1（11））、农村高于城市（表2-1-1（16））、南方高于北方（图2-1-1（12）），这与我国成年人群高血压患病率的特点不完全一致[31]。

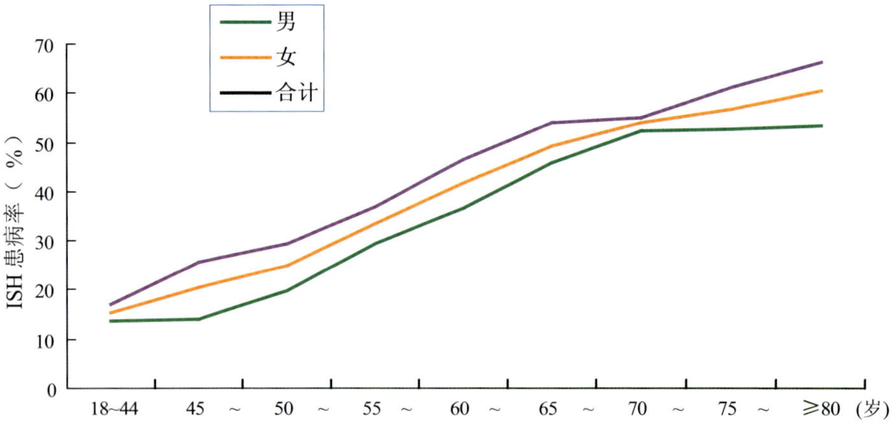

图2-1-1（11）不同年龄组成年高血压患者ISH标化患病率（%）

注：各年龄组患病率均调整地区构成。

表2-1-1（16）2002年不同城市农村成年高血压人群ISH标化患病率（%）

性 别	城市小计	农村小计	大城市	中小城市	一类地区	二类地区	三类地区	四类地区	合 计
男 性	14.3	21.6	15.5	13.8	23.2	21.0	19.8	22.7	19.5
女 性	21.8	26.7	22.6	21.4	2.8	26.2	25.0	27.1	25.3
合 计	17.8	24.2	18.9	17.4	26.0	23.5	22.6	25.0	22.3

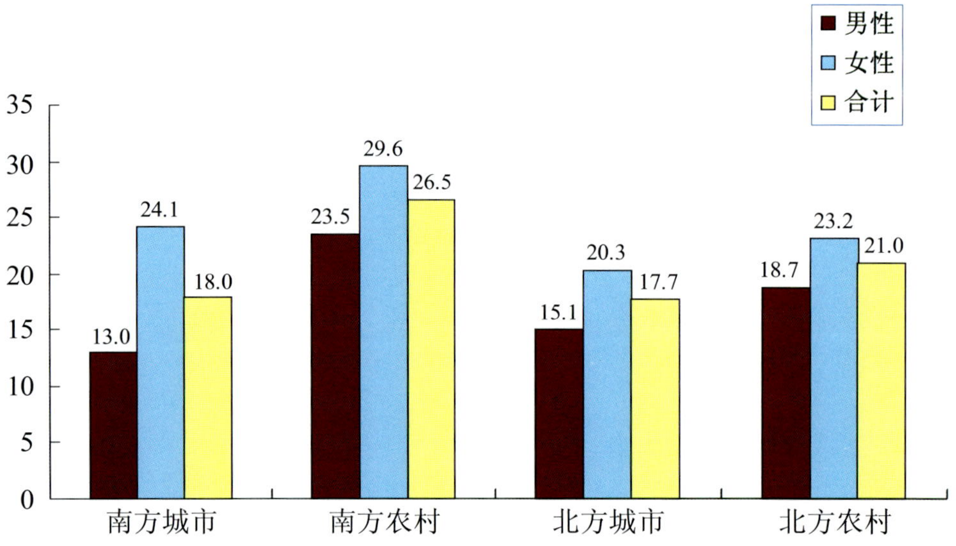

图2-1-1（12）南方北方成年高血压患者ISH标化患病率（%）

注：各年龄组患病率均调整地区构成。

2.1.1.6 高血压知晓率、治疗率、控制率

2002年调查[32]，我国人群高血压知晓率为30.6%，治疗率为24.7%，控制率为6.1%；对于接受治疗的患者，控制率达到25%。随着年龄的增加，知晓率、治疗率和控制率都在升高，而且城市高于农村（表2–1–1（17））。

表2–1–1（17）我国高血压患者知晓率、治疗率和控制率（%）

	年龄组	城 市	乡 村	合 计
知晓率	18~	17.8	11.6	13.6
	45~	40.8	25.1	31.0
	60~	48.5	26.8	37.6
	合计	41.1	22.5	30.2
治疗率	18~	11.8	7.9	9.1
	45~	34.1	19.4	25.0
	60~	43.1	21.3	32.2
	合计	35.1	17.4	24.7
控制率	18~	4.2	2.1	2.7
	45~	10.0	3.8	6.2
	60~	11.3	3.9	7.6
	合计	9.7	3.5	6.1
治疗控制率	18~	36.3	26.8	30.7
	45~	29.7	20.2	25.2
	60~	26.6	19.1	24.1
	合 计	28.2	20.4	25.0

有研究[33]观察了26 655例医院门诊高血压患者的控制状况。经药物治疗4周、12周后，血压达标率分别为50.2%和56.7%。不同高血压类型患者治疗达标率不同。不同危险分层患者治疗达标率也有差异，随危险分层增高，达标率依次下降。糖尿病、肾病患者达标率显著低于平均达标水平（表2–1–1（18））。

表2–1–1（18）不同时期不同特征高血压患者的达标率（%）

治疗周数	ISH	IDH	SDH	低 危	中 危	高 危	很高危	糖尿病	肾 病	合 计
4	56.0	69.1	48.1	84.6	69.6	43.7	40.9	18.9	27.7	50.2
12	57.9	72.6	55.6	93.9	79.5	54.1	49.9	30.3	45.5	56.7

ISH：单纯收缩期高血压，IDH：单纯舒张期高血压，SDH：混合型高血压。

2005～2007年对45 925例辽宁省35岁以上农村居民的调查[34]显示，在高血压患者中，知晓率为29.5%，服药率仅为20.2%，控制率更是仅有0.9%。对于知道自己患有高血压的患者而言，治疗率也不足70%（68.6%）；对于用药的患者而言，控制率只有4.5%。

2007～2008年河南省新安县18岁及以上常住居民20 194人调查显示，该人群高血压知晓率为65.0%，治疗率为62.2%，控制率为19.4%，接受治疗者的控制率为31.3%[35]。

2007年对重庆市中梁山地区7个社区12 301例居民进行调查，知晓率、治疗率、控制率分别为46.5%、29.3%、7.2%，治疗控制率为23.1%[36]。

2008年徐州市共调查20～75岁常住人口17 500人，在高血压患者中，42.19%知道自己患有高血压，34.12%的患者服用降压药，9.27%的患者得到控制[37]。

对3 223例急性冠脉综合征(ACS)患者高血压控制情况的研究[38]显示，既往有ACS的患者中高血压的患病率为58.1%，治疗率为90.0%，治疗者的控制率为42.2%，上述三率均高于既往无ACS病史者（图2-1-1（13））。

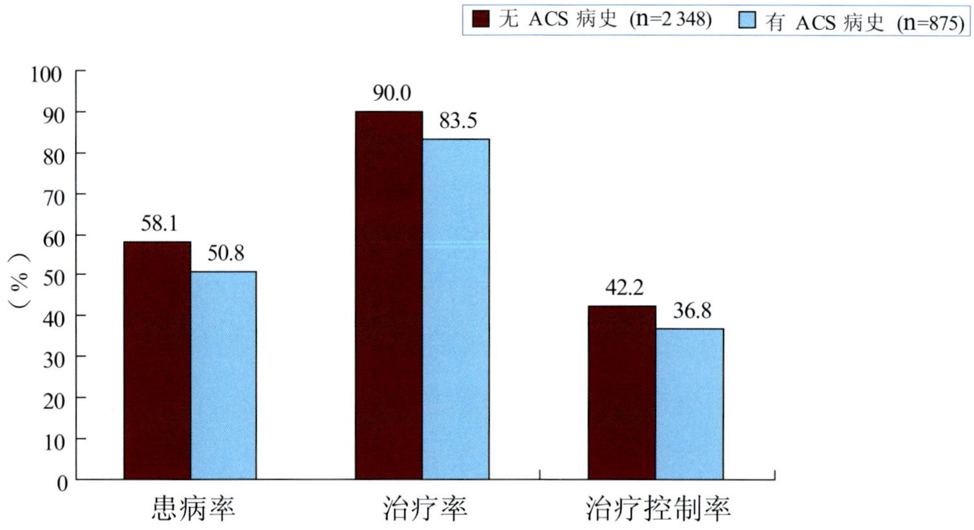

图2-1-1（13） 不同ACS状态高血压的控制情况

12组可比人群资料分析了知晓率、治疗率和控制率的动态变化[39]。结果2004～2005期间高血压知晓率、治疗率和控制率分别达到48.4%、38.5%和9.5%，与其他两个时期比较均有明显增加。在接受治疗的高血压患者中，不同时期的控制率分别为12.2%、19.2%、24.0%（图2-1-1（14））。

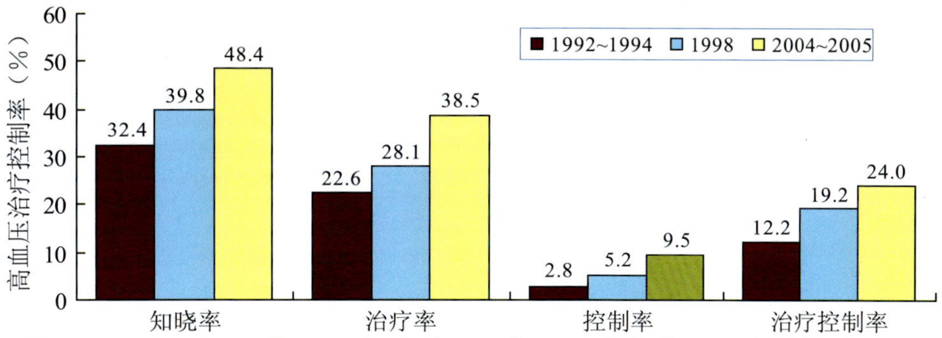

图2-1-1（14）　中国12组中年人群不同时期高血压控制状况

针对山东农村35～74岁居民的研究[40]提示在农村地区高血压知晓率、治疗率、控制率也呈增加趋势（图2-1-1（15））。

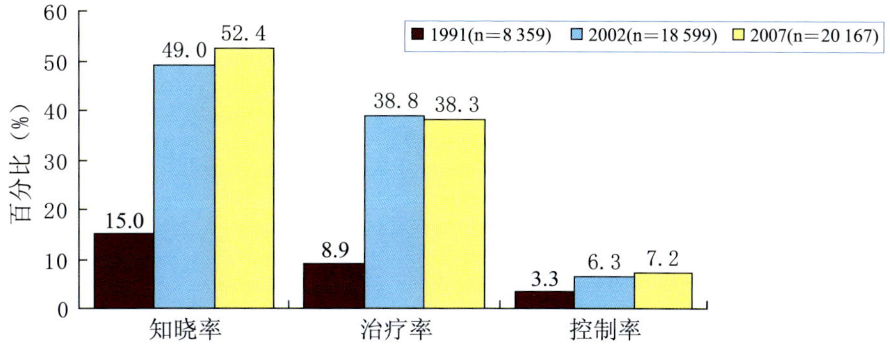

图2-1-1（15）　山东农村不同时期高血压控制状况

2.1.1.7 高血压患病率的影响因素

年龄是高血压不可改变的危险因素，无论男性、女性，随着年龄的增高，高血压患病率的风险成倍上升。如与男性15～24岁年龄组的风险相比，65～74岁组的风险要达到22倍。对于女性而言，相同年龄组比较，风险高达57倍（表2-1-1（19））[41]。

表2-1-1（19）中国人群不同年龄高血压患病相对风险

年龄组	男性		女性	
	患病率	OR（95%CI）	患病率	OR（95%CI）
15~24	4.76	1	2.13	1
25~34	9.45	2.09（1.85,2.36）	3.82	1.82（1.56,2.13）
35~44	17.27	4.18（3.72,4.68）	11.88	6.19（5.37,7.14）
45~54	27.24	7.49（6.69,8.39）	28.42	18.25（15.89,20.95）
55~64	40.79	13.78（12.30,15.43）	43.66	35.61（30.97,40.95）
65~74	52.46	22.07（19.64,24.79）	55.7	57.77（50.09,66.63）

就不同年龄段性别间的相对风险看，45岁前男性风险高于女性；45岁之后，女性高于男性（表2–1–1（20））[42]。

表2–1–1（20）中国人群不同性别高血压的患病风险

年 龄	性 别	患病率（%）	OR（95%CI）
15~24	男	4.76	1
	女	2.13	0.44（0.37,0.52）
25~34	男	9.45	
	女	3.82	0.38（0.35,0.42）
35~44	男	17.27	1
	女	11.88	0.65（0.61,0.69）
45~54	男	27.24	1
	女	28.42	1.06（1.01,1.11）
55~64	男	40.79	
	女	43.66	1.13（1.07,1.190)
65~74	男	52.46	1
	女	55.70	1.14（1.07,1.22）

有高血压病家族史的患病风险是没有家族史者的2倍，饮酒精量越高风险越高。相对于正常体重者来说，超重、肥胖者患病风险增高。无论甘油三酯、胆固醇、还是高密度脂蛋白胆固醇，只要异常其患病风险就高于正常者（表2–1–1（21））[43]。

表2–1–1（21）中国人群不同危险因素高血压的患病风险

危险因素	危险因素水平	患病率（%）	OR（95%CI）
高血压家族史	无	18.22	1.00
	有	30.38	1.96（1.90,2.20）
酒精摄入量（g/d）	<4.8	24.04	1.00
	≥4.80,<10.51	23.65	0.98（0.86,1.12）
	≥10.51,<19.94	26.25	1.13（0.99,1.28）
	≥19.94,<40.03	30.20	1.37（1.20,1.55）
	≥40.03	35.22	1.72（1.52,1.94）
超重肥胖	消瘦	13.70	0.80（0.80,0.90）
	正常	16.50	1.00
	超重	33.30	2.50（2.50,2.60）
	肥胖	51.20	5.30（5.10,5.50）
甘油三酯	正常	20.69	1.00
	偏高	37.20	2,27（2.15,2.40）
胆固醇	正常	21.29	1.00
	偏高	43.26	2.82（2.56,3.11）
高密度脂蛋白	正常	22.68	1.00
	偏低	25.47	1.17（1.08,1.26)

2004～2005年辽宁阜新农村地区65岁以上4 541名老年人群的调查显示[44]显示，年龄、性别、超重、肥胖、吸烟、家族史、饮食不良等因素是高血压患病的危险因素。对于高血压前期而言，患病率随BMI的升高而升高[45]（图2-1-1（16）、表2-1-1（22）、(23)）。

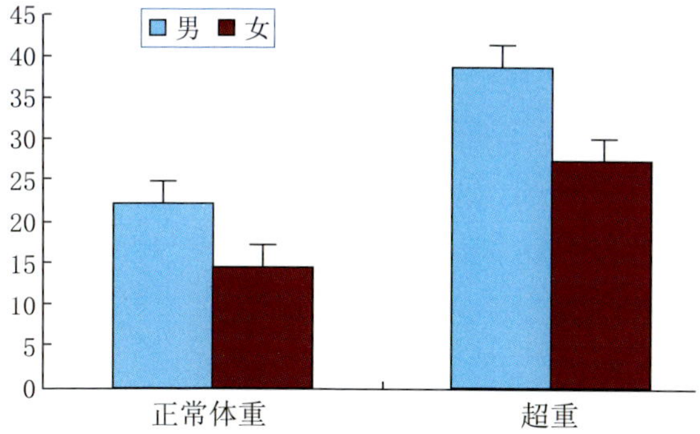

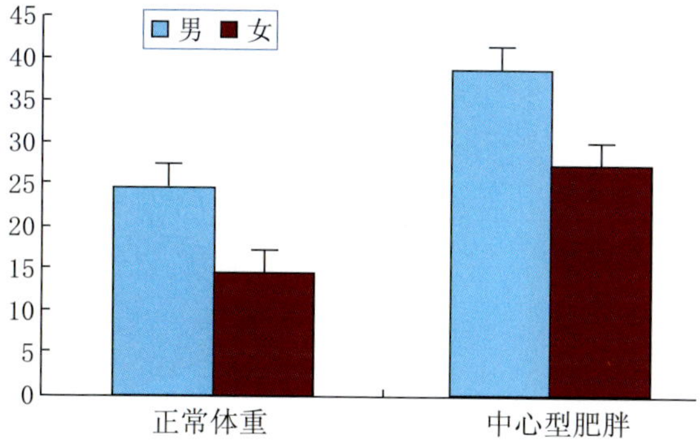

图2-1-1(16)　不同性别及肥胖状况时的高血压前期患病率*

*图中数据调整了年龄，并根据2000年的人口进行了标化。超重为BMI≥25kg/m²，中心型肥胖为男性腰围≥90cm，女性≥80cm。

表2-1-1（22）不同体质指数时高血压及高血压前期的患病率（%）

性别	BMI<24		24≤BMI<28		BMI≥28		合计	
	PHT	HT	PHT	HT	PHT	HT	PHT	HT
男性	50.5	33.3	46.3	43.5	32.0	61.6	48.7	37.0
35～44	61.6	17.1	56.3	30.4	43.7	49.4	59.3	22.2
45～54	53.3	30.6	45.9	43.6	28.0	63.0	50.3	35.5
55～64	43.5	43.2	37.6	55.5	21.4	75.3	41.2	47.5
≥65	31.7	58.5	26.6	68.9	15.5	79.8	30.4	60.9
女性	40.8	33.6	40.0	42.8	27.7	62.4	39.6	38.6
35～44	46.6	15.7	47.5	26.4	35.4	47.5	46.2	21.4
45～54	43.9	30.1	41.8	42.7	29.9	63.0	42.1	37.1
55～64	36.4	46.8	31.8	57.9	18.0	75.9	33.4	52.9
≥65	28.8	61.3	24.4	70.1	17.7	79.6	27.2	64.3

注：BMI，体质指数；PHT，高血压前期；HT，高血压。

2.1.2 继发性高血压

继发性高血压的患病率缺乏大样本资料。有研究报道[46]在4年间的2 274例年龄在14～92岁的住院高血压患者中，继发性高血压占14%，亚类的具体构成情况见图2-1-2。

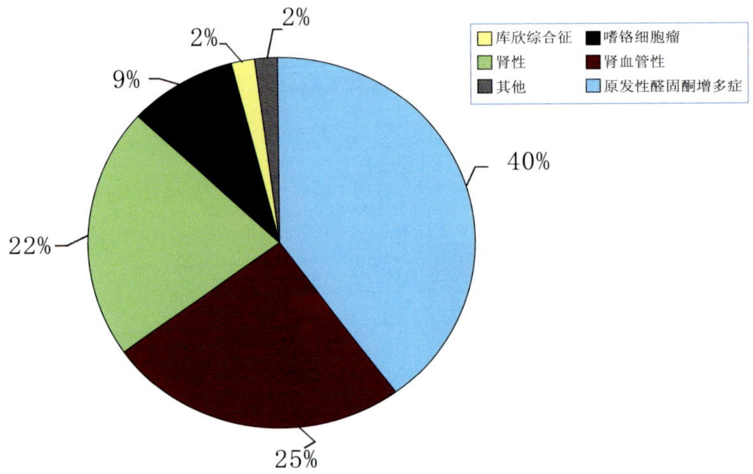

图2-1-2 住院患者继发性高血压的亚型分布（%）

2.1.3 儿童高血压

2.1.3.1 中国儿童青少年血压标准

受中国高血压联盟委托，首都儿科研究所牵头成立“中国儿童高血压参照标准”研制合作组，汇集来自中国4个直辖市和7个省/自治区2000年以来以人群为基础的3～17岁汉族

表2-1-3（1）中国儿童青少年生长发育特点的血压参照标准[44]（mmHg）*

年龄	SBP			DBP-K4			DBP-K5		
	P_{90}	P_{95}	P_{99}	P_{90}	P_{95}	P_{99}	P_{90}	P_{95}	P_{99}
3	102	105	112	66	69	73	66	69	73
4	103	107	114	67	70	74	67	70	74
5	106	110	117	69	72	77	68	71	77
6	108	112	120	71	74	80	69	73	78
7	111	115	123	73	77	83	71	74	80
8	113	117	125	75	78	85	72	76	82
9	114	119	127	76	79	86	74	77	83
10	115	120	129	76	80	87	74	78	84
11	117	122	131	77	81	88	75	78	84
12	119	124	133	78	81	88	75	78	84
13	120	125	135	78	82	89	75	79	84
14	122	127	138	79	83	90	76	79	84
15	124	129	140	80	84	90	76	79	85
16	125	130	141	81	85	91	76	79	85
17	127	132	142	82	85	91	77	80	86

* 血压采用听诊法（汞柱式血压计）测量；SBP-收缩压，DBP-K4-柯氏音第IV时相，DBP-K5-柯氏音压（high normal）、高血压(hypertension)和严重高血压(severe hypertension)标准。

儿童青少年血压测量数据，总样本112 227人。采用国际公认的LMS方法拟合研制产生出适合中国儿童青少年生长发育特点的血压参照标准[47]（表2–1–3（1）、2–1–3（2））。

表2–1–3（2）中国儿童血压评价标准：女（mmHg）*

年龄	SBP			DBP-K4			DBP-K5		
	P_{90}	P_{95}	P_{99}	P_{90}	P_{95}	P_{99}	P_{90}	P_{95}	P_{99}
3	101	104	110	66	68	72	66	68	72
4	102	105	112	67	69	73	67	69	73
5	104	107	114	68	71	76	68	71	76
6	106	110	117	70	73	78	69	72	78
7	108	112	120	72	75	81	70	73	79
8	111	115	123	74	77	83	71	74	81
9	112	117	125	75	78	85	72	76	82
10	114	118	127	76	80	86	73	77	83
11	116	121	130	77	80	87	74	77	83
12	117	122	132	78	81	88	75	78	84
13	118	123	132	78	81	88	75	78	84
14	118	123	132	78	82	88	75	78	84
15	118	123	132	78	82	88	75	78	84
16	119	123	132	78	82	88	75	78	84
17	119	124	133	79	82	88	76	78	84

* 血压采用听诊法（汞柱式血压计）测量；SBP-收缩压，DBP-K4-柯氏音第IV时相，DBP-K5-柯氏音第V时相。P_{90}、P_{95}、P_{99}作为诊断正常高值血压（high normal）、高血压 (hypertension) 和严重高血压 (severe hypertension) 标准。

2.1.3.2 儿童高血压患病率

由于中国儿童青少年血压参照标准于2010年制定，目前尚缺乏应用该标准针对儿童青少年高血压的全国范围的抽样调查。

衢州市对5 649名2岁～6岁儿童进行一项血压调查[48]，高血压评定标准依照美国心肺血液中心推荐的儿童高血压定义进行。调查结果显示儿童高血压的检出率为2.7%（表2–1–3（3））：按体重超过WHO儿童身高标准体重的20%～29%为轻度肥胖，超过标准的30%～49%为中度肥胖，超过标准的50%以上为重度肥胖，肥胖儿童高血压的总检出率为20.3%，是正常体重儿童的9.7倍（表2–1–3（4））。

表2-1-3（3）衢州市5 649名2岁～6岁儿童的年龄别高血压检出率（%）

年 龄	人 数	高血压检出人数	高血压检出率
2	443	14	3.2
3	1 128	28	2.5
4	1 527	49	3.2
5	1 476	34	2.3
6	1 075	21	2.0
合 计	5 649	146	2.7

表2-1-3（4）衢州市5 649名2岁～6岁儿童中不同体重状态儿童的高血压检出率（%）

肥胖分组	人 数	高血压检出人数	高血压检出率
正常体重	5 506	117	2.1
轻度肥胖	95	16	16.8
中度肥胖	34	8	23.5
重度肥胖	14	5	35.7
合 计	5 649	146	2.7

一项对江苏省常州城区5 991名7岁～12岁小学生高血压与肥胖的流行病学调查显示[49]，采用1988年“中国学生体质与健康研究”的中国汉族学生标准，检出血压偏高（即高血压）392人，总检出率6.5%，男生（8.7%）是女生（4.2%）的2.1倍（<0.01）（表2-1-3（5））。采用“中国学龄儿童青少年BMI超重、肥胖筛查分类标准”，将学生分为正常体重、超重、肥胖3个组，肥胖组的高血压患病率高达23.6%，分别是正常体重组、超重组的5.3倍和1.7倍（表2-1-3（6））。

表2-1-3（5）常州市区7岁～12岁儿童不同年龄组血压偏高分布情况

年 龄	人 数	血压偏高人数	血压偏高发生率（%）
7	1 057	28	2.6
8	948	44	4.6
9	966	49	5.1
10	1 031	80	7.8
11	1 026	78	7.6
12	963	113	11.7
合计	5 991	392	6.5

表2-1-3（6）常州市区7～12岁儿童不同BMI血压偏高分布情况

肥胖分组	人 数	血压偏高例数	高血压检出率（%）
非超重	5 022	223	4.4
超　重	638	91	14.3
肥　胖	331	78	23.6
合　计	5 991	392	6.5

2.1.3.3　儿童继发性高血压

北京市儿童医院对本院在2003年1月1日至2007年12月31日期间出院诊断为高血压的全部患儿的病历进行回顾性总结分析[50]，联合采用《褚福堂实用儿科学》的儿童高血压诊断标准和美国国家高血压教育项目（NHBPEP）儿童青少年工作组2004年儿童高血压诊断标准，对所有病例进行重新认定，即患儿在符合国内标准的前提下，还须满足NHBPEP标准，共有304名患儿符合高血压诊断，原发性和继发性高血压比例分别为48.0%和52.0%，两型高血压均以男童为主（79.5% ：65.2%），继发性高血压患儿的年龄（9.1±4.6y）低于原发性高血压患儿（12.3±3.1y）（表2-1-3（7））。

表2-1-3（7）304名儿童高血压的分型、构成和平均年龄

高血压分型	病例数	构成(%)	年龄（x±s，y）
原发性高血压	146	48.0	12.3±3.1
继发性高血压	158	52.0	9.1±4.6
合　计	304	100.0	—

儿童高血压与成人不同，住院患儿以继发性高血压为主。对该158例儿童继发性高血压病因进行分析，肾性高血压为首位病因，内分泌性高血压为第二位病因，然后分别为心血管原因、中枢性原因及其他未系统归类的原因（表2-1-3（8））。

表2-1-3（8）158例儿童继发性高血压的病因

顺位	病因	病例数	构成（%）
1	肾源性疾病	63	39.9
2	内分泌系统疾病	47	29.8
3	心血管系统疾病	22	13.9
4	中枢系统疾病	13	8.2
5	其他原因（压力，感染，先天异常）	13	8.2
	合　计	158	100.0

2.2 吸烟

2.2.1 吸烟流行状况

（1）吸烟状况

2002年全国调查结果显示，中国15岁以上人群的吸烟率为35.8%，其中男性占66.0%，女性为3.1%（图2-2-1(1)-(2)）。据此推算，我国15岁以上吸烟人口高达3.5亿。中国男性人群的吸烟率持续在较高水平。与1996年比较，吸烟率下降了1.8%，男女分别下降了3.1%和1.0%（表2-2-1(1)），但由于人口的增长及老龄化，2002年吸烟人口增加3 000万[51,52]。城市人群的吸烟率下降幅度比农村人群更明显，使城乡人群吸烟率差距加大。

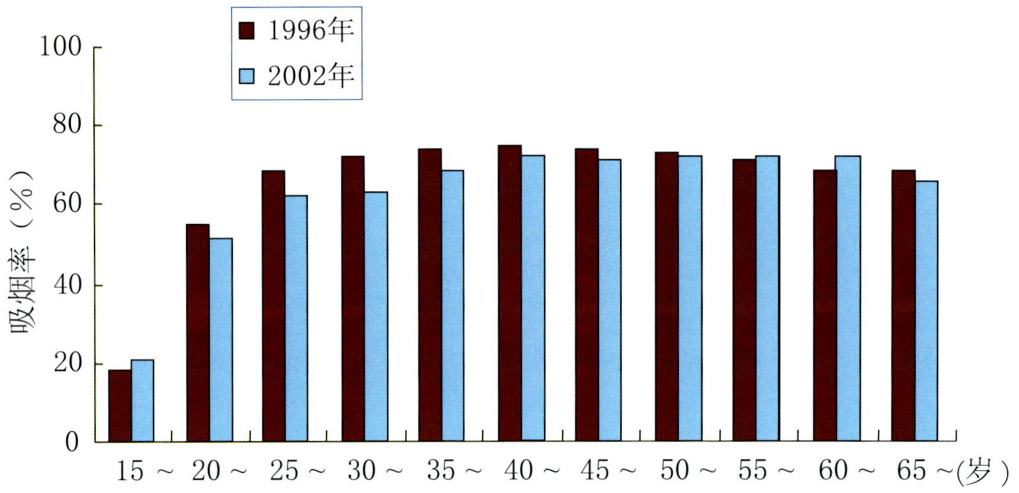

图2-2-1（1） 全国15岁以上男性人群2002年与1996年吸烟率调查结果比较

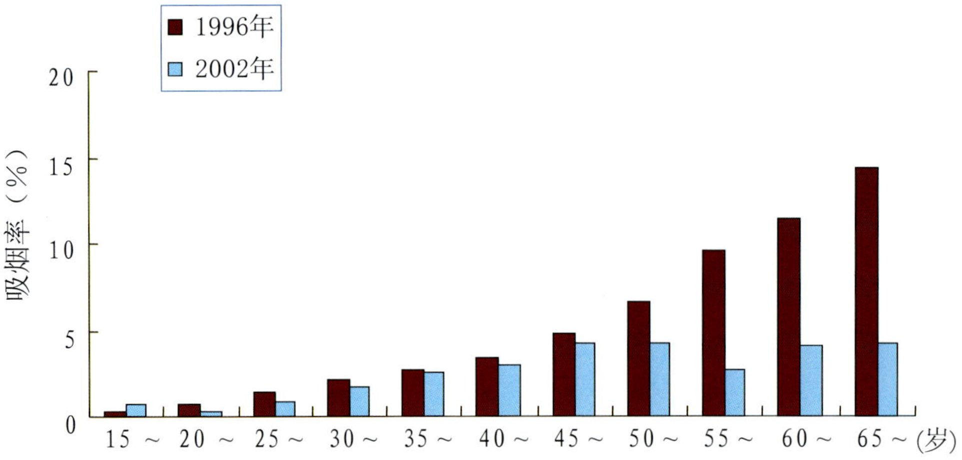

图2-2-1（2） 全国15岁以上女性人群2002年与1996年吸烟率调查结果比较

2010年全球成人烟草调查(GATS)中国项目（覆盖28省人群）的调查结果：中国15岁以上人群的现在吸烟率为28.1%，男性为52.9%，女性为2.4%[53,54]（表2–2–1(1)）。

表2–2–1（1）全国15岁以上人群第四次吸烟率调查结果的比较

调查时间（年）	调查人数	年龄(岁)	男性（%）	女性（%）	男女合计（%）
1984	519 600	15~	61.0	7.0	33.9
1996	122 700	15~	66.9	4.2	37.6
2002	16 056	15~69	66.0	3.08	35.8
2010	13 354	15~69	52.9	2.4	28.1

*注：四次调查，吸烟的定义有所差异：

•1984全国吸烟抽样调查，“吸烟者”定义为：现在吸烟，平均每天吸烟1支以上，且连续1年以上。

•1996年全国吸烟行为流行病学调查，“吸烟者”的定义：现在吸烟，连续或累计吸烟6个月及以上者。

•2002年中国人群吸烟和被动吸烟状况调查，“吸烟者”的定义：现在吸烟，连续或累积吸烟达到100支及以上者。

•2010年全球成人烟草调查（GATS）中国项目，吸烟率指现在吸烟率。

2005～2007年采用多阶段整群抽样方法在全国11省市44 773名成年人群中开展的吸烟和被动吸烟情况调查结果是：35岁以上成年人群的总吸烟率27.3%，其中男性为59.7%，女性为3.1%，与2002年的数据比较变化不大[55]。

中国男性医生和教师的高吸烟率令人堪忧。2002年中国男性医师和教师的吸烟率均超过50%[56]。2008年全国32个地区的3.9万名医生的抽样调查结果：男性医生吸烟率47.3%，现在吸烟率为38.7%；女性医生吸烟率为1.5%，现在吸烟率1.1%[57]。戒烟医生占所有吸烟医生的12.7%。尽管医生吸烟率比同期普通人群的低10多个百分点，但仍是世界上男性医生吸烟率最高的国家之一[58,59]。2008年调查男性教师的吸烟率和现在吸烟率分别为50.2%和40.9%，女性教师分别为1.1%和0.8%。与2002年相比，男教师的吸烟率改观不大[60,61]。2010年GATS中国项目调查，15～69岁人群中，教师的现在吸烟率为36.5%，较2002年呈下降趋势[62]。

另一值得关注的问题是我国目前存在吸烟低龄化倾向。青少年开始吸烟年龄提前。据估计我国1.3亿13～18岁的青少年中，目前吸烟者约1 500万，尝试吸烟者不下4 000

万人。女学生尝试吸烟率和现在吸烟率均有上升趋势。2005年调查，我国青少年吸烟率为11.5%，男女生分别为18.4%和3.6%。男生中，现在吸烟率随年龄增长而迅速升高[63]。2010年GATS调查的数据：20～34岁的现在吸烟者中，52.7%在20岁以前就成为每日吸烟者[64]。

（2）被动吸烟状况

2002年中国非吸烟者被动吸烟的比例高达51.9%，被动吸烟者5.4亿。2010年的调查显示，中国15岁以上非吸烟人群的被动吸烟率达72.4%[65]。约半数的青少年遭受被动吸烟的危害，估计的遭受“二手烟”雾危害的15岁以下儿童有1.8亿。43.9%的青少年在家中遭受危害，55.8%在公共场所遭受此危害[66]。

2.2.2 戒烟

近年来，我国15岁以上人群的戒烟率增加，从1996年的9.42%上升到2002年的11.5%[67,68]。2010年GATS中国项目调查显示：16.9%的吸烟者已戒烟；16.1%的现在吸烟者打算在未来12个月内戒烟[69]。

2.2.3 吸烟与被动吸烟的危害

确凿证据表明，吸烟与被动吸烟可引发癌症、心血管疾病、呼吸系统疾病等多种疾病。吸烟与被动吸烟是中国成年人死亡的主要可预防的危险因素之一，中国人群的吸烟相对死亡危险（RR）及人群归因死亡风险（PAR）分别是1.23(95%CI 1.18～1.27)和7.9%；男性RR1.18（1.13～1.23），PAR为10.0%；女性RR1.27（1.19～1.34），PAR为3.5%[70]。据专家测算，2005年40岁以上中国成人中有67.3万例死亡归因于吸烟（图2-2-1）[71]。

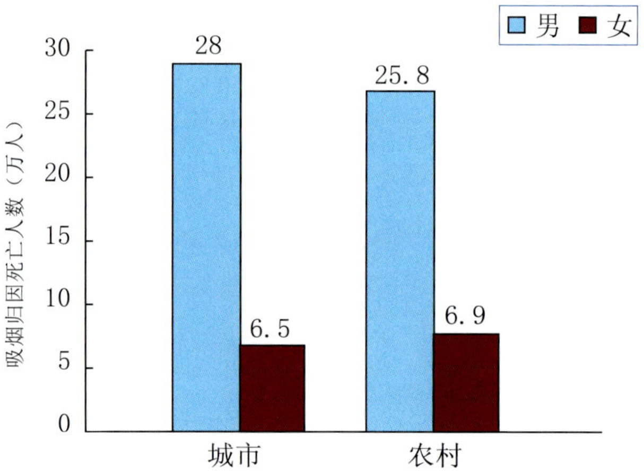

图2-2-1　2005年中国城乡男女性人群的吸烟归因死亡人数

2.2.3.1 吸烟对CVD发病和死亡的影响

（1）吸烟是心血管病的独立危险因素之一

中国多省市心血管病危险因素队列研究3万35～64岁人群的10年随访研究结果：吸烟是急性冠心病事件、急性缺血性卒中的独立危险因素之一。35～64岁人群中，19.9%的急性冠心病事件和11%的急性缺血性脑卒中事件归因于吸烟。多因素分析显示，吸烟者的急性冠心病事件、缺血性脑卒中事件和出血性脑卒中事件的发病危险分别是不吸烟者的1.75倍、1.37倍和1.21倍[72]。中美队列对近1万人长达15年的随访研究也取得了相似的结果：35～59岁人群中31.9%的缺血性心血管病（冠心病+缺血性脑卒中）归因于吸烟；与不吸烟者相比，男性吸烟者缺血性心血管病的发病危险增加1倍（RR=2.04），女性增加59%（RR=1.59）[73]。

（2）吸烟是中国人群脑卒中的危险因素之一[74]

对1999～2006年期间发表的6篇关于中国吸烟和脑卒中关系的荟萃分析，使用固定效应模型、随机效应模型和一致性检验后的随机效应模型计算OR值1.22（95% CI：1.08～1.37）。

中国青年脑卒中患者的危险因素[75]研究显示：一项以全国18省36家医院1996～2000年住院的1 988名35～45岁青年首发脑卒中（CT或MRI确诊）患者的相关信息与心血管病危险因素的进一步研究的全国11省调查12 260名健康人群信息的病例-对照研究结果发现：青年脑卒中的危险因素依次为：高血压、吸烟、饮酒、既往脑卒中史、心脏病、糖尿病和高脂血症，其中前三个是主要危险因素[76]。

● 吸烟、戒烟与中国老年男性吸烟者的炎症标志物的关系：广州生物样本库队列研究[77]

中国广州生物样本库（Biobank）研究对2 999名50～85岁（平均年龄66.5岁）广州中老年男性横断面资料的分析显示：吸烟同老年男性的炎症因子标志物CRP和WBC升高有关。现在吸烟者的年吸烟包数与CRP、WBC存在剂量-反应关系。随戒烟时间的延长，CRP和WBC上升趋势显著减缓。此研究证实，在明显的心血管疾病发病前，吸烟者的炎症标志物已经升高。

2.2.3.2 被动吸烟对CVD发病和死亡的影响

被动吸烟，也称“二手烟”(SHS)暴露，指本人不吸烟者在家中或工作场所暴露于他人吸烟时的烟草烟雾。被动吸烟者CVD发病与死亡风险亦增加。

(1) 被动吸烟对CVD发病的影响

对18项流行病学研究的汇萃分析结果显示，被动吸烟者冠心病的发病危险增加25%（RR=1.25，95%CI 1.17~1.32）[78]。

● 中国不吸烟女性的被动吸烟与外周血管病和缺血性卒中发病危险[79]

在北京1 209名不吸烟女性中开展的一项横断面研究发现：经多因素调整后，同非被动吸烟者相比，被动吸烟者的冠心病[调整的OR= 1.69，95%CI (1.31~2.18)]、缺血性卒中[调整的OR= 1.56，95%CI (1.03~ 2.35)]、PAD[调整的OR=1.87，95%CI (1.30~2.68)]的发病危险均明显增加，且与烟草暴露量和时间存在剂量-反应关系。二手烟暴露（SHS）不仅是非吸烟女性的冠心病的危险因素，也是缺血性卒中和周围血管疾病的重要危险因素。

(2) 被动吸烟对死亡的影响

● 中国不吸烟女性暴露于丈夫二手烟烟雾对死亡的影响[80,81]

上海前瞻性队列研究发现：中国非吸烟女性接触丈夫吸烟时的环境烟草烟雾使全病因死亡风险增加15%[HR1.15，(95%CI 1.01~1.31)]，其中因心血管疾病死亡的风险增加37%[HR1.37，(95%CI 1.06~1.78)]，死于脑卒中风险增加52% [HR1.52，(95%CI 1.08~ 2.15)]；幼年接触二手烟可使心血管病死亡危险增加26% [HR1.26，(95%CI 0.94~1.69)]，见图2-2-2。

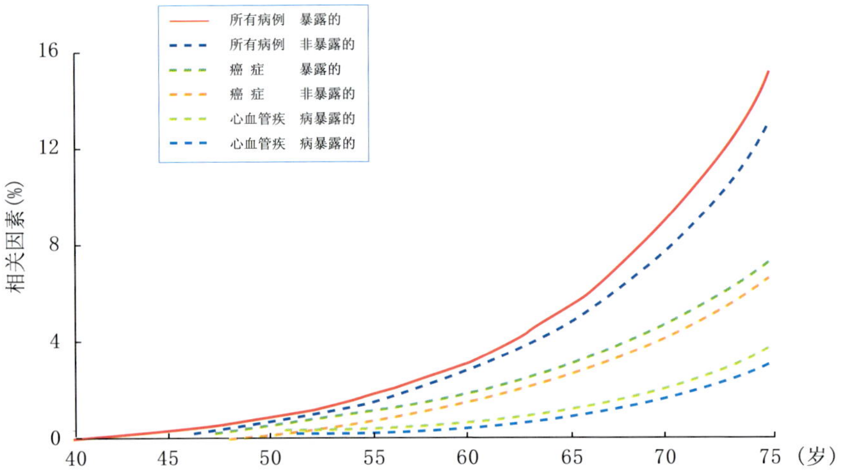

图2-2-2 中国不吸烟女性暴露于丈夫二手烟烟雾对死亡的影响

2.2.3.3 吸烟对心血管疾病临床预后的影响

● 冠心病患者在经皮冠状动脉介入治疗(PCI)后吸烟对临床预后的影响[82]

通过对592例冠心病患者PCI术后平均随访19.0个月的研究发现，术前吸烟率为54.1%，随访时为17.7%。与不吸烟组比较，目前吸烟组(0.4%比4.8%，P<0.01)及戒烟组（0.4%比1.4%，P<0.05)的非致死性心肌梗死发生率较高。logistic多元逐步回归显示：随访期间吸烟是PCI术后发生非致死性心肌梗死的危险因素(回归系数为1.28，P<0.01)。PCI术后吸烟是术后发生非致死性心肌梗死的危险因素之一。

表2-2-3（3）三组吸烟状态患者主要临床不良事件的发生情况比较（%）

项目	不吸烟组(n=272)	戒烟组(n=215)	目前吸烟组(n=105)
心绞痛发作	36（13.2）	23（10.7）	13（12.4）
非致死性MI	1（0.4）	3（1.4）	5（4.8）
全因性死亡	4（1.5）	8（3.7）	2（2.0）
心因性死亡	3（1.1）	6（2.8）	2（1.9）
因心脏病住院	34（12.5）	18（8.4）	14（13.3）
MACE	18（6.6）	15（7.0）	12（11.4）

2.2.4 吸烟及相关疾病的经济负担[83]

吸烟给中国带来了沉重的经济负担。有关专家根据中国2005年吸烟导致140余万中国人死亡的数据，推算出吸烟的直接经济损失为1 665.6亿元人民币，间接经济损失861.11～1 205.01亿元人民币，总经济损失近3 000亿元人民币，约占当年国民生产总值（GDP）的1.5%。

表2-2-4 吸烟相关疾病的直接成本*

年份	成本（亿元）	占 GDP（%）
2000	998.97	1.116 56
2005	1 665.60	0.913 55

*吸烟的直接成本：指人群中由于吸烟所致疾病而引起的医疗花费总和。

2.3 血脂异常

2.3.1 我国成人血脂异常患病率

一些长期的、大规模多中心研究显示，20世纪80年代我国不同地区、不同类型人群血脂水平存在较大差异，血清总胆固醇水平最低137.7±5.9 mg/dl（3.57±0.15mmol/L），最高203.1±0.9 mg/dl(5.26±0.02mmol/L)。20年来多数地区血脂异常患病率已明显增高[84,85]。

2000～2001年，10省市城乡35～74岁人群血清总胆固醇临界增高（TC 200～239mg/dl，5.18～6.19mmol/L）和增高（TC≥240mg/dl，6.22 mmol/L）的患病率为23.8%和9.0%,高密度脂蛋白胆固醇降低（HDL-C<40mg/dl，1.04mmol/L）患病率19.2%[86]。

2002年全国抽样调查显示，我国18岁以上人群血脂异常的患病率为18.6%，患病人数按我国2006年人口估算达到2.0亿。其中高胆固醇血症（TC≥5.72mmol/L）患病率2.9%，胆固醇边缘升高（TC 5.20～5.71 mmol/L）患病率3.9%，高甘油三酯血症（TG≥1.70 mmol/L）患病率11.9%，低高密度脂蛋白胆固醇（HDL-C<1.04mmol/L）患病率7.4%[87,88]。

近年来陆续发表了一些我国少数民族地区人群血脂水平和血脂异常患病率调查结果，多数报告显示出少数民族与当地汉族人群存在差异。表2-3-1汇总了部分少数民族人群血脂水平和血脂异常患病率。

表2-3-1 我国少数民族人群血脂水平和血脂异常患病率

报告年份	不同地区和民族	年龄范围（岁）	样本量（人）	血脂水平(mmol/L) 或异常率（%）
2005[89]	广西那坡县黑衣壮族	20～79	男性 482 女性 574	TC≥5.17 mmol/L: 24.7 TG≥1.70 mmol/L: 12.3
2006[90]	宁夏灵武市回族	18～32	男性 377	TC: 4.92±1.02 TG: 1.43±0.87 HDL-C: 1.12±0.27
			女性 453	TC: 5.02 ±1.02 TG: 1.35±0.71 HDL-C: 1.30±0.33
2008[91]	青海省沱沱河地区藏族牧民	17～71	男性 306 女性 94	TC: 5.66±2.89 TG: 1.62±0.97 HDL-C: 1.49±1.14
	青海省格尔木市藏族居民	15～70	男性 252 女性 98	TC: 5.44±1.07 TG: 1.31±0.85 HDL-C: 1.22±0.92

续 表

报告年份	不同地区和民族	年龄范围（岁）	样本量（人）	血脂水平(mmol/L) 或异常率（%）
2008[92]	新疆乌鲁木齐地区维吾尔族	30 岁以上 (43.6±11.3)	男性 505 女性 328	TC: 4.77±1.38 TG: 2.09±1.72 HDL-C: 1.63±0.67
2009[93]	广西南丹县白裤瑶族	15～85	男性 588	TC: 4.10±0.99 TG: 1.36±1.18 HDL-C: 1.56±0.46
			女性 582	TC: 4.23 ±0.78 TG: 1.14±0.66 HDL-C: 1.59±0.37

2.3.2 儿童青少年血脂异常患病率

1987～2007年，北京、广东等地分别报告了儿童青少年人群中血脂异常患病率。TC≥200mg/dl(5.17mmol/L)患病率1.2%～2.1%，TG≥150mg/dl(1.70mmol/L)患病率约2.2%～8.8%。肥胖儿童血脂异常患病率明显增高，北京市抽样调查显示肥胖儿童中血脂异常检出率约30%[94,95,96]。

2002年中国居民营养与健康状况调查中，我国儿童青少年（3～17.9岁）人群，高胆固醇血症(TC≥220mg/dl(5.72mmol/L))患病率为0.8%。男性0.4%，女性0.9%；城市为1.4%，农村人群为0.6%。高甘油三酯血症(TG≥150mg /dl (1.70 mmol/L))患病率为2.8%，男性2.4%，女性3.4%。城市居民为2.5%，农村人群为2.9% [97]。

2.3.3 血脂异常防治

2.3.3.1我国成人血脂异常知晓率和检测率

2000～2001年我国10省市城乡35～74岁人群调查显示，在血清TC水平≥200mg/dl(5.17mmol/L)和TC≥240mg/dl (6.22mmol /L) 者中，血脂异常知晓率，男性分别为8.8%和21.3%，女性分别为7.5%和18.1%[98]。

2002年中国居民营养与健康状况调查中，按照在调查前作过血脂检测且知道自己患有血脂异常者占调查中诊断为血脂异常（TC≥5.72mmol/L，TG≥1.70mmol/L，HDL-C <0.91mmol/L）者的百分比计算，我国成人（18岁及以上）血脂异常知晓率为3.2%。其中男性3.4%，女性2.7%，城市人群7.0 %，农村人群1.5% [99]。按照在

调查前已接受过血脂检测的人数占调查人群总数的比例计算，我国成人为血脂检测率为6.4%，城市16.5%，农村2.2%，且均随年龄明显增高，见图2-3-3-1 [100]。

2007年北京市4个区县抽样调查结果，3 373例血脂异常患者中（男性51.8±13.4岁，女性56.4±11.9岁），血脂异常知晓率男女分别为25.3%和32.9%。年龄、受教育水平、婚姻状况、医保类型等因素均对患者知晓率存在影响[101]。

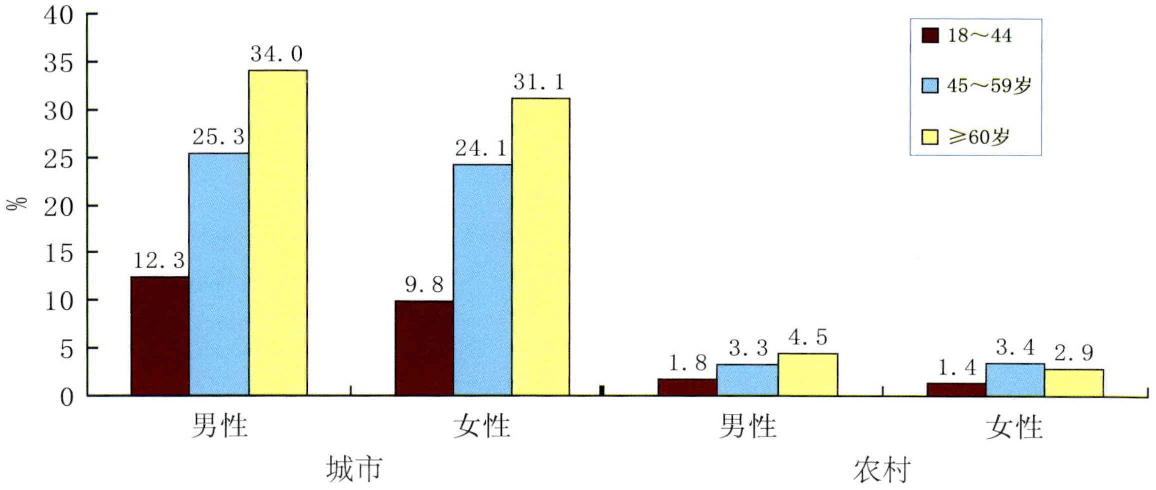

图2-3-3-1 我国成人血脂检测率（%）

2.3.3.2 临床血脂异常控制状况

2000年和2006年先后进行的2次全国临床血脂控制状况调查，包括了10余个城市，20余家省部级医院和数家地县级医院。调查血脂异常患者数分别为2 136例和2 237例。2000年总血脂异常控制达标率为26.5%（按《血脂异常防治建议》标准），2006年总血脂异常控制达标率分别为34%（按2004版美国NCEP ATPⅢ标准）和50%（2007版《中国成人血脂异常防治指南》标准）[102, 103]。

2008年中国胆固醇教育计划（CCEP），对我国6个省市，52个中心的4 778名冠心病患者调查结果显示，患者接受治疗性生活方式改变（TLC）的 治疗率82.8%，接受他汀药物治疗率82.2%。高危组患者血清LDL-C水平控制达标率36.2% （按NCEP ATPⅢ标准，LDL-C<2.59mmo/L），极高危组控制达标率分别为10.9%和42.2%（按LDL-C<1.82mmo/L和LDL-C<2.59mmo/L）[104]。

2009年对全国51所医院急性冠脉综合征住院治疗患者出院时和随访6个月、12个月后药物使用率情况的调查结果显示，他汀类药物使用率分别为80.4%、65.8%和59.4%[105]。

2.4 糖尿病

2.4.1 中国的糖尿病流行情况

近年来，我国糖尿病流行病学研究方面发表的最有影响力的研究结果是中华医学会糖尿病学分会组织，于2007年6月至2008年5月期间完成的中国成年人糖尿病患病率的调查[106]。该项调查样本来自14个省市、年龄≥20岁的46 239名成年人。所有的参与者都接受了口服葡萄糖耐量试验，测定了空腹和口服葡萄糖后2小时血糖。根据患者的自我报告确定以往的糖尿病。

年龄标化的总糖尿病患病率是9.7%，男性是10.6%，女性是8.8%；糖尿病前期（空腹血糖受损和糖耐量受损）是15.5%。糖尿病患病率随着年龄的增长和体重的增加而增加，20～39岁、40～59岁和≥60岁的人群中糖尿病患病率分别是3.2%、11.5%和20.4%，体质指数（BMI）≤18.5、18.5～24.9、25.0～29.9和≥30的人群中分别为4.5%、7.6%、12.8%和18.5%。城市居民中的糖尿病患病率是11.4%，农村居民中为8.2%。单纯糖耐量受损的患病率高于单纯空腹血糖受损的患病率（在男性中为11.0%对3.2%，在女性中为10.9%对2.2%）。

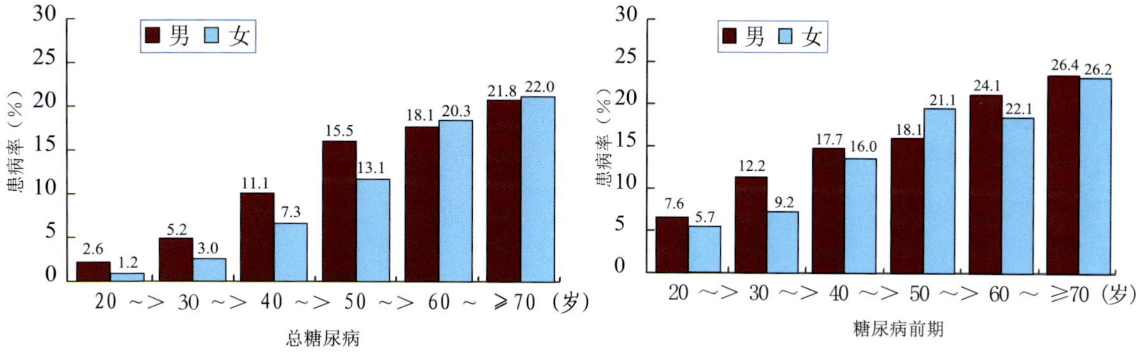

图2-4-1(1) 城市或乡村≥20岁的成年人的糖尿病和糖尿病前期的患病率（%）

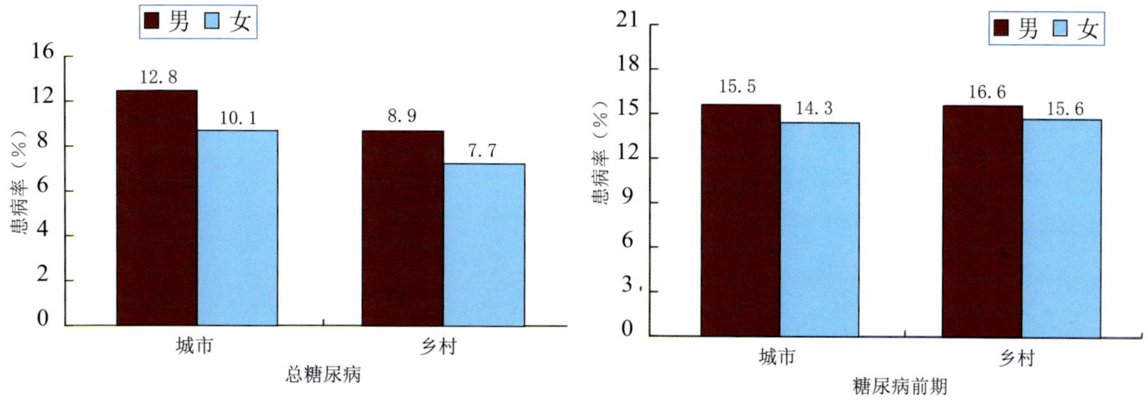

图2-4-1(2) 糖尿病和糖尿病前期的经多变量校正的比值比

表2-4-1糖尿病和糖尿病前期的经多变量校正的比值比*

变量	总糖尿病		糖尿病前期	
	比值比(95%CI)	P值	比值比(95%CI)	P值
男性	1.26(1.12～1.43)	<0. 001	1. 06(0. 95～1. 17)	0.30
年龄,每增长10岁	1.68(1.60～1.77)	<0. 001	1. 37(1. 31～1. 45)	<0.001
糖尿病家族史	3.14(2.68～3.68)	<0. 001	I. 32(1. 12～1. 56)	0.001
受教育水平在大学以下	1.57(1.34～1.84)	<0.001	I. 17(1. 03～1. 33)	0.02
超重	1.43(1.22～1.67)	<0.001	I. 42(1.25～1. 62)	<0.001
肥肥	2.17(I.68～2.81)	<0.001	2. 05(1. 66～2. 54)	<0.001
向心性肥胖	1.39(1.18～1.63)	<0.001	1. 22(1. 06～1. 40)	0.006
心率,每增加10次, 分	I.29(1.21～1.36)	<0.001	1. 15(1. 09～1. 21)	<0.001
收缩压，每增加10 mm Hg	1.17(1.13～1.20)	<0.001	1. 12(1. 09～1. 15)	<0.001
甘油三酯,每增加50 mg / dl(0.56 mmol / L)	1.28(1.22～1.33)	<0.001	1. 20(1. 16～1. 25)	<0.001
城市居住	1.22(1.08～1.38)	0.002	0. 90(0. 81～0. 99)	0.04

*比值比是用多项逻辑模型计算的。列出的所有协变量都被同时包括在模型中。相对于吸烟和饮酒状态，闲暇体力活动

这次调查显示，我国糖尿病已经成为一个危及国人健康的公共卫生问题。并提示在未来糖尿病问题会持续甚至更为严重，糖尿病前期的患病率远高于糖尿病，意味着我国有巨大的糖尿病后备军。影响糖尿病剧增的危险因素，例如超重和肥胖、高血压、高甘油三酯等因素以及经济发展、城市化进程等社会因素，目前并没有得到有效控制，甚至有更严重趋势。年龄增长反映了人类的进步，同时随着人口的老龄化，糖尿病、高血压、冠心病这类慢性病必然会进一步增加。

这次调查是我国历次调查中报告的最高的糖尿病患病率，明显地高于2002年全国调查所得到的糖尿病患病率（2.69%）[107]。分析原因可能有以下几个方面的因素。首先诊断标准是依据于口服葡萄糖耐量试验做出的。口服葡萄糖耐量试验是敏感的诊断糖尿病的方法。2型糖尿病患者中相当一部分是空腹血糖正常而服用葡萄糖2小时后血糖达到了糖尿病的标准。尤其是新发病的糖尿病患者更是如此。如果依据空腹血糖诊断糖尿病，可能会造成一半以上糖尿病患者的漏诊。其次是样本主要来自于中心城市及其周边农村地区，这些样本是非随机抽取的，没有进行全国人口的整体随机抽样。我国幅员辽阔，区域之间从经济文化到医疗卫生保健、生活习惯都有很大差异。例如，我国第一次全国性糖尿病流调时发现，不同民族之间糖尿病患病率差别可达7倍[108]；

1996年调查显示，不同地区之间的糖尿病患病率可相差2～3倍[109]。第三是人口老龄化。我国北京、上海大城市的人均寿命已经达到80岁。60岁以上的老年人在2000年为10%，在2006年就已经增加到13%。老龄人口的增加，必然会产生更多的糖尿病患者。第四，城市化进程和生活方式改变，体力活动下降。第四，肥胖和超重人群的增加。这些因素都是造成该次糖尿病流行病学调查所得到的接近两位数的患病率的原因。这次流行病学调查结果说明了我国近些年糖尿病患者明显增加的现实。

2.4.2 糖尿病预防

2.4.2.1 糖尿病危险因素

1992年首钢3万人调查糖尿病人群冠心病、脑卒中患病率分别为9.23%及6.65%，为非糖尿病人群的4倍。1996年全国调查发现体重指数(BMI)＜25，25～27，＞27人群糖尿病患病率分别为2.47%，5.83%和8.48%；2003年中国肥胖工作组分析我国4万人资料显示体重指数＞28人群糖尿病患病率为≤24人群的3倍。男性腰围≥85厘米、女性腰围＞80厘米者糖尿病患病率是腰围正常者的2～2.5倍。肥胖是糖尿病流行的最重要的可变因素，控制肥胖是预防糖尿病的关键一环。

2.4.2.2 糖耐量低减是冠心病患病的一个独立危险因素

1992年我国大庆糖尿病研究证明糖耐量低减人群的糖尿病发病率在肥胖者（BMI≥27.5）为17.2%、非肥胖者（BMI＜27.5）为13.3%，但在美国明显肥胖（BMI≥34.2）的IGT人群糖尿病发病率仅为11.1%。表明中国葡萄糖耐量低减人群向2型糖尿病迈进的速度快于美国人。

1985年大庆10万人的调查中，糖耐量低减患者心电图诊断为冠心病者是正常人的9.5倍。血脂异常发生频率高。高血压、肥胖以及尿白蛋白排泄率是同年龄、同性别正常人的两倍。在20年随访中该人群发生211次首发CVD事件（145卒中、66心梗），共有142例死亡，68个死于CVD。

1985年至1996年间我国糖耐量低减人群急剧增加[110]（表2-4-2）。

表2-4-2 1986年大庆研究糖耐量减退发病率

年龄（岁）	总体中男性人数	总体中女性人数	IGT 中男性例数	IGT 中男性千分比（‰）	IGT 中女性例数	IGT 中女性千分比（‰）
25～29	8 908	8 534	11	1.2	3	0.4
30～34	11 189	13 064	26	2.3	28	2.1
35～49	12 273	13 883	55	4.5	53	3.8
40～44	8 144	7 923	45	5.5	62	7.8
45～49	5 475	8 286	33	6.0	63	7.6
50～54	5 966	2 219	73	12.2	32	14.4
55～59	2 286	875	47	20.6	12	13.7
60～64	535	469	9	16.8	10	21.3
≥65	615	416	12	19.5	3	7.2
总数	55391	55 669	311	5.6	266	4.8

1995年全国抽样调查显示大城市糖耐量低减患病率（5.78%）高于中小城市（4.29%），在经济发展迅速的县城镇和农村的糖耐量低减患病率也分别为5.74%和5.02%。估计目前我国20岁以上的糖耐量低减病人不低于3 000万。

2.4.3 中国糖尿病预防状况

2.4.3.1 高危人群糖尿病预防状况

葡萄糖耐量减退既是发展成糖尿病的一个过渡阶段，也是预防2型糖尿病的最后关口。检出葡萄糖耐量低减人群并对其进行干预治疗是预防2型糖尿病的关键。防治的手段包括生活方式和药物干预治疗两个方面。

最近10余年，国内多项研究证实强化生活方式干预或药物干预能够成功减少糖尿病的发生（表2-4-3）。

表2-4-3 我国葡萄糖耐量减退人群干预预防糖尿病主要结果

试验与研究项目	随访年限	样本量	干预方式	糖尿病发病率下降百分比(%)
大庆干预研究[111]	6(1986～1992)	530	生活方式	51.0
多中心试验[112]	3(1996～1999)	304	生活方式	29.5
			药物	82.8
解放军总院研究[113]	1(1992～1993)	70	药物	85.4

2.4.3.2 单纯生活方式干预可以降低高危人群糖尿病发病率30%～50%[114]。

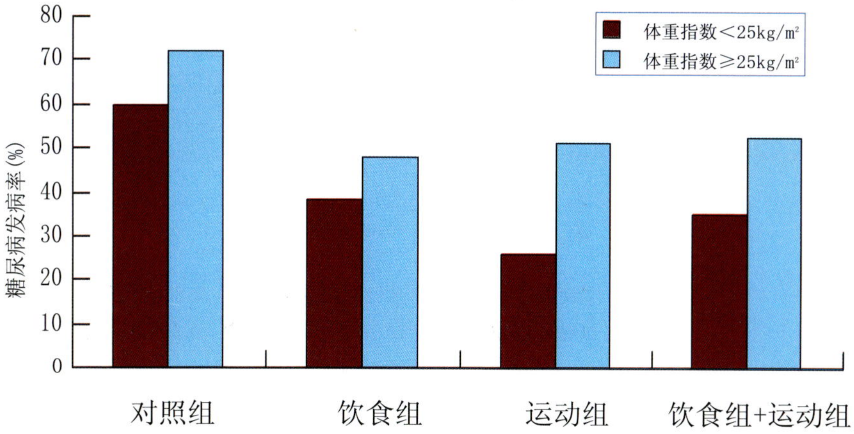

图2-4-3（1）6年随访中干预治疗对IGT者糖尿病发病率的影响

1986～1992大庆糖尿病6年前瞻性干预研究是国际上第一个随机分组、以单纯生活方式干预预防糖尿病的大型研究。经过6年随访观察，对照组67.7%发生糖尿病，单纯饮食控制组为43.8%，单运动组41.1%，饮食加运动组则为46.6%。校正体重指数及空腹血糖影响后，上述3个干预治疗组发生糖尿病的危险性分别减少了31%、46%和41%。

2.4.3.3 中国大庆糖尿病预防

20年随访研究[115]证明生活方式干预对预防糖尿病有长期影响。在积极干预期间（1986～1992），干预组累计的糖尿病发病率是43%，在对照组是66%。干预组比对照组糖尿病发病危险下降51%（HRR=0.49,95%CI 0.33～0.73）。干预5人可减少1例糖尿病的发生。在20年的随访中，干预组累计的糖尿病发病率为80%，对照组为93%，减少1例糖尿病需要干预的人数为6人。多因素分析控制了年龄和小组随机因素影响后，干预组比对照组的糖尿病发病率降低43%（HRR 0.57；95% CI 0.41～0.81)，发生糖尿病要比对照组平均晚3.6年。

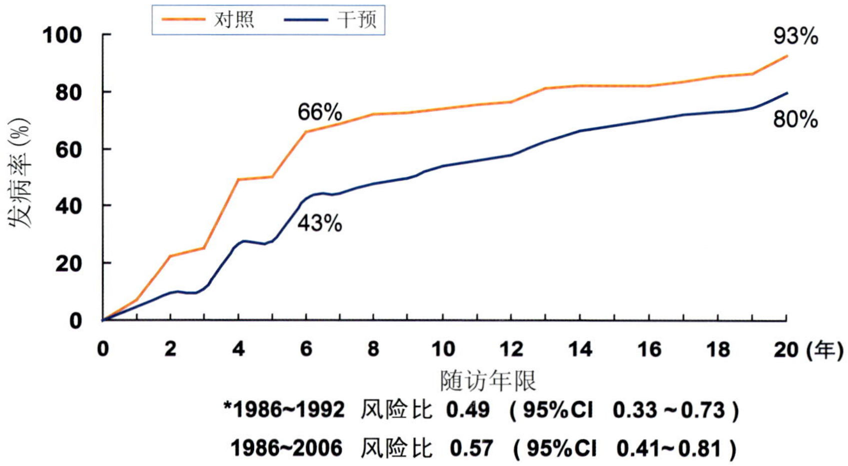

图2-4-3(2)大庆糖尿病研究20年随访糖尿病累积发病率(%)

2.4.3.4 抗糖尿病药物可以降低高危人群糖尿病发病率70%~80%。

中日友好医院牵头的中国多中心为期3年的生活方式联合药物干预试验结果显示，每年糖尿病自然发病率在葡萄糖耐量减退人群为11.6%；单纯生活方式干预组为8.2%；小剂量二甲双胍或阿卡波糖组与生活方式联合干预糖尿病发病率分别为4.1%，2.0%；这两种药物分别降低糖尿病危险性76.8%和87.8%。

2.4.3.5 糖尿病预防与心脑血管疾病和死亡的研究[116]：

大庆研究20年随访中干预组累计CVD死亡率比对照组低28%（12% vs 17%），但没有达到显著差异。两组间全因死亡也没有显著差异（25% vs 29%）。在干预结束后14年间，干预组相比对照组首次CVD事件风险低8%（39% vs 42%），CVD死亡率低33%（12% vs 17%），全因死亡率低18%（22% vs 27%），但是统计学未达显著差别。调整基线年龄和小组随机因素影响后，干预组CVD死亡率比对照组降低27%（HRR 0.73；95% CI 0.42~1.26，P=0.09）。

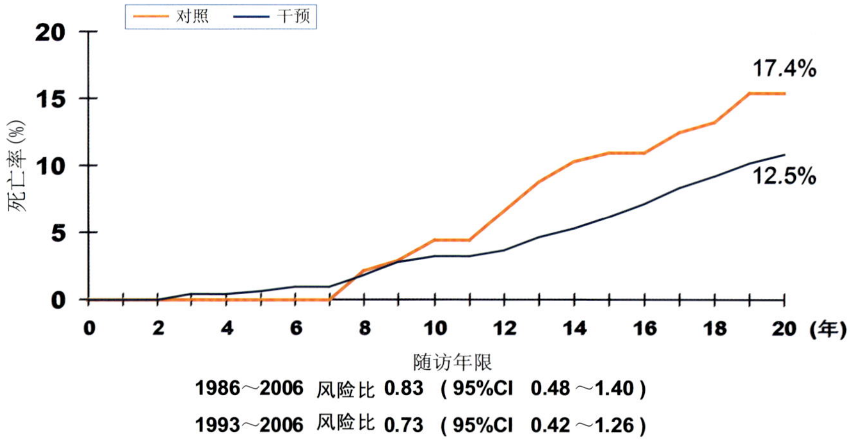

图2-4-3(3)大庆糖尿病研究20年随访心脑血管病累积死亡率(%)

2.5 超重与肥胖

2.5.1 超重与肥胖患病率

近30年来，随着经济的发展和生活方式的变化，我国超重和肥胖患病率呈持续上升趋势。预防和控制肥胖，是我国面临的重大公共卫生问题。

根据2002中国营养与健康状况调查结果估计，我国居民中超重者率为22.8%，体重指数：24～27.9kg/m^2，肥胖率为7.1%（体重指数≥28kg/m^2），如按2006年我国人口估计，18岁以上超重者和肥胖者分别达到2.4亿和7 000万。超重和肥胖呈明显增加趋势[117]（图2－5（1））。2004年对天津260万18岁及以上的农村人群调查结果表明，超重和肥胖率均明显高于2002全国营养与健康状况调查的结果，男女性超重/肥胖率（年龄标化）分别达到39.9%和38.9%[118]。

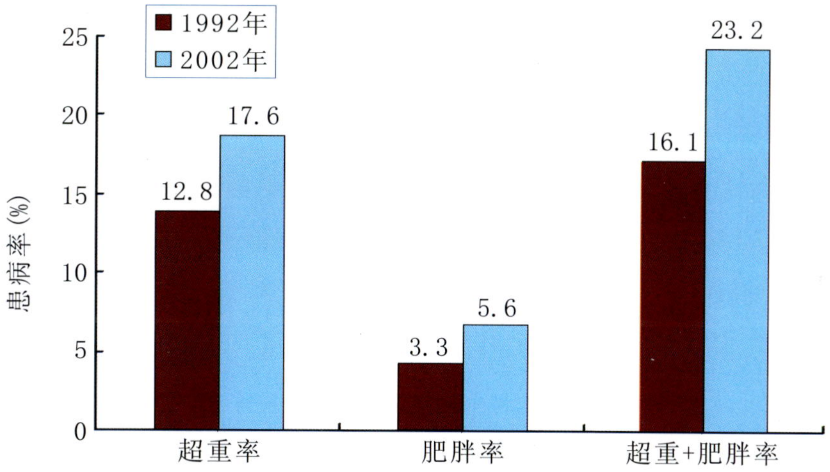

图2-5（1）1992年和2002年我国人群超重率和肥胖率

全国学生体质健康调查结果显示，从1985～2005年，7～18岁的学生超重/肥胖率呈持续增加趋势[119]（图2－5（2）），根据2005年的调查结果估计，我国7～18岁青少年约有2 137万超重或肥胖。我国应加强包括青少年在内的肥胖预防和控制工作。

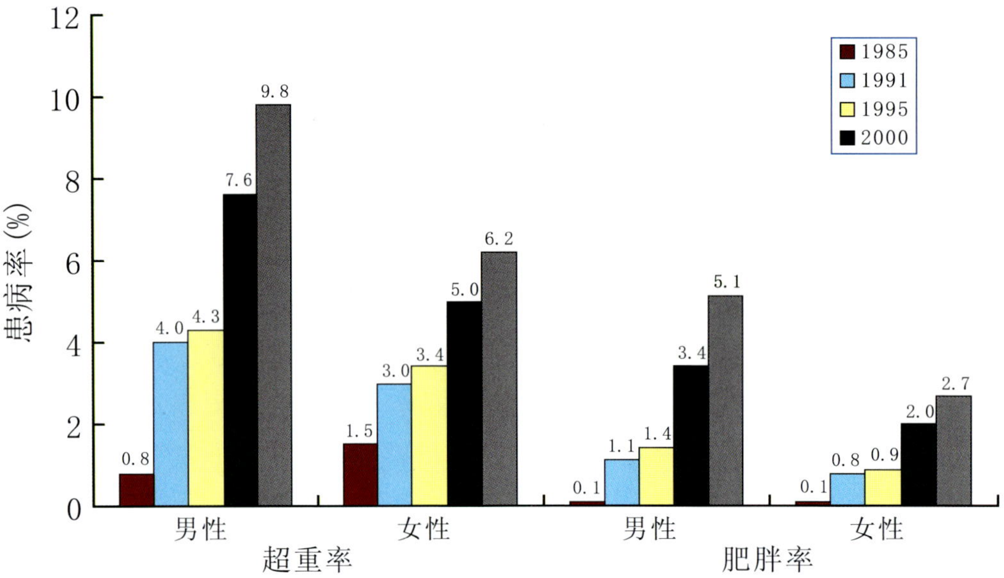

图2-5(2) 不同时期我国7～18岁学生超重和肥胖率

2.5.2 超重肥胖与心血管病

在北京城市人群进行的一项前瞻性研究，对1992年基线调查时血压正常35～64岁的2 115男女性研究对象，10年后进行了复查，其10年累计高血压的发病率为34.8%，基线体重指数水平与10年高血压累计发病率呈显著的正关联[120]，基线肥胖者10年高血压累计发病率是体重正常者的3.57倍（表2－5（1））。

表2－5（1）基线体重指数水平与10年高血压累计发病率的logistic回归分析*

体重指数（kg/m²）	高血压累计发病率(%)	OR (95%CI)	P值
<24	36.3	1.0	
24～	55.3	1.85(1.52～2.26)	<0.001
≥28	69.2	3.57(2.60～4.98)	<0.001

* logistic回归分析时，调整年龄、性别、吸烟史、饮酒史和体育锻炼史

在上海女性健康研究中[121]，对入选研究的40～70岁约7万人进行随访，平均随访7.3年，随访期间共发生脑卒中2 403例。反映基线肥胖的指标（体重指数、腰围、腰臀比值和腰围身高比）均与缺血性脑卒中、出血性脑卒中、和总脑卒中（表2－5（2））发病呈显著正关联。

表 2－5（2）基线不同肥胖指标5分位分组和总脑卒中发生风险比值（HRs)*

不同项目与 HR 值	第 1 分位	第 2 分位	第 3 分位	第 4 分位	第 5 分位	趋势检验 P 值
体重指数(kg/m^2)						
各分位水平	<21.1	21.1～22.7	22.8～24.3	24.4～26.5	≥26.6	
HR	1.00	1.16	1.26	1.56	1.82	<0.0001
腰围（cm）						
各分位水平	<70.1	70.1～75.0	75.1～79.0	79.1～84.0	≥84.1	
HR	1.00	1.09	1.23	1.43	1.77	<0.0001
腰臀比值						
各分位水平	<0.77	0.77～0.78	0.79～0.81	0.82～0.84	≥0.85	
HR	1.00	1.21	1.29	1.49	1.59	<0.0001
腰围身高比						
各分位水平	<0.44	0.44～0.46	0.47～0.49	0.50～0.53	≥0.54	
HR	1.00	1.05	1.27	1.55	1.91	<0.0001

* 各Cox分析均调整基线年龄、教育程度、职业、家庭收入、是否停经、口服避孕药、激素替代治疗、服用阿司匹林、运动量、吸烟、饮酒，以及饱和脂肪、蔬菜、水果和钠摄入量

2.6 身体活动不足

身体活动不足(即体力活动不足)是心血管病的危险因素，缺乏体力活动可导致超重肥胖、高血压、血脂异常、血糖升高，并使发生心血管病的危险增加。

随着社会经济的发展和变化，我国居民体力活动水平呈明显下降趋势。2006年在我国九个省进行的中国健康和营养调查（CHNS）的结果显示[122]，18～55岁居民体力活动主要来源于职业活动和家务劳动，除休闲时的体力活动略有增加外，其他形式的体力活动均成下降趋势，与1997年相比，2006年男性总体力活动量减少了27.8%，女性减少了36.9%（表2－6（1））。

表 2－6(1)我国居民体力活动量（MET－小时/周）变化

不同人群	男 性			女 性		
	1991 年	1997 年	2006 年	1991年	1997 年	2006 年
职业体力活动	370.6	334.4	241.5	399.7	340.1	217.1
家务体力活动	19.1	11.7	5.6	61.3	46.8	25.3
休闲体力活动		1.4	3.6		0.6	2.3
交通体力活动		2.6	1.9		2.5	1.3
总体力活动		350.0	252.7		390.0	246.1

2005年我国大学生体质健康调查资料显示，与1985年相比，2005年19～22岁的汉族大学生身体活动机能明显降低[123]，而超重和肥胖呈明显增加，提示大学生的体力活动水平呈下降趋势。

表 2－6（2）1985、2005年我国大学生（19～22岁）机能与体能变化

性　别	城　市			农　村		
	1985 年	2005 年	20 年差异	1985 年	2005 年	20 年差异
			男　生			
肺活量（ml）	4 250	3 789	453*	4 165	3 663	-502*
50 米（s）	7.47	7.63	+0.16*	7.57	7.64	+0.07*
1 000 米（s）	238	290	+52*	226	252	+26*
			女　生			
肺活量（ml）	2 955	2 489	-466*	2 917	2 397	-520*
50 米（s）	9.29	9.62	+0.33*	9.31	9.60	+0.29*
800 米（s）	240	258	+18*	227	251	+24*

来自CHNS的另一项研究表明[124]，体力活动强度低者，平均体重指数和超重/肥胖率明显高于体力活动强度较高者，脂肪供能比也高于体力活动强度较高者，而总热量的摄入在男性没有显著差异(表2－6(3))。研究提示除膳食因素外，体力活动的强度也是影响体重的重要因素。

表2－6（3）不同体力活动水平调查对象的能量和脂肪摄入及其体重指数

性别	调查内容	能量摄入量(kcal)	脂肪供能比(%)	体重指数(kg/m^2)	超重/肥胖率(%)
男性	轻体力活动	2 516	30.1*#	24.6*#	61.5*#
	中等体力活动	2 570	28.6△	22.7△	18.2
	重体力活动	2 584	25.6	21.7	16.5
女性	轻体力活动	2 144*#	29.4*	24.4*#	57.4*#
	中等体力活动	2 264	28.7△	22.7△	20.0
	重体力活动	2 290	26.6	21.8*	14.2

注：计算不同体力活动水平调查对象能量摄人量、脂肪提供能量比例、体重指数和超重、肥胖率时调整了年龄、教育状况、吸烟习惯、饮酒状况、居住地区、收入等变量。

* 重体力活动与轻体力活动比较P<0.05；△ 重体力活动与中等体力活动比较P<0.05；

中等体力活动与轻体力活动比较P<0.05。

在北京和上海进行的中国老龄人口营养健康状况的横断面研究中，对3 289例50～70岁的中老年人进行了调查。研究发现[125]体力活动水平较高的研究对象，血浆炎性因子高敏C反应蛋白(hsCRP)水平较低，而脂联素(adiponectin)水平较高（(表2－6（4））；体力活动水平与代谢综合征罹患风险显著负关联（表2－6（5））。结果提示体力活动可影响炎性因子和脂联素水平，进而对代谢性疾病的患病风险产生重要影响。

表2－6（4）不同体力活动水平与高敏C反应蛋白和脂联素水平的关系

总体力活动	例数	高敏C反应蛋白*(mg/L)	脂联素*(mg/L)
低	1 086	1.58	16.12
中	1 100	1.74	16.20
高	1 103	1.27	17.21
趋势检验P值		0.0078	0.0138

注：体力活动强度根据每周总的体力活动代谢当量3分位分组；

* 调整年龄、性别、地区、体重指数、教育程度、吸烟、饮酒、高血压、高血压药物治疗、服用阿司匹林、抗菌素、冠心病、脑卒中、糖尿病，及心血管病和糖尿病家族史注：体力活动强度根据每周总的体力活动代谢当量3分位分组。

表2－6（5）不同体力活动水平与代谢综合征患病风险logistic回归分析

总体力活动	代谢综合征患病率(%)	模型1	模型 2	模型 3
低	46.0	1.0	1.0	1.0
中	47.0	0.92(0.77～1.05)	0.86(0.71～1.05)	0.83(0.68～1.03)
高	30.6	0.61(0.50～0.74)	0.65(0.52～0.80)	0.68(0.54～0.85)
趋势检验P值		<0.0001	<0.0001	0.0010

模型1:调整年龄、性别、地区；

模型2:在模型1的基础上进一步调整教育程度、吸烟、饮酒、高血压、高血压药物治疗、服用阿司匹林、抗菌素、冠心病、脑卒中、糖尿病，及心血管病和糖尿病家族史；

模型3:在模型2的基础上进一步调整高敏C反映蛋白、脂联素、白介素－6（IL－6）、视黄醇结合蛋白4（RBP4）和TNT－α－R2。

2.7 膳食与营养

随着我国社会经济的变革，近30年来我国居民整体膳食状况有了明显的改善。但某些食物摄入的过量增加或减少，以及原有一些不合理的膳食特点依然存在，这些因素主要包括[126]：谷类食物摄入量明显下降，而脂肪摄入增加明显，一些人群碳水化合物供能比和脂肪供能比已超过膳食指南的推荐范围。此外，我国居民水果蔬菜的摄入量仍然较低，而食盐的摄入量大大超过膳食指南推荐每天<6克的标准（2002全国营养与健康调查估计钠的摄入量折合为食盐约15.9克/天）。这些膳食特点是目前我国人群心血管病危险因素明显上升的重要原因之一。

在上海女性健康研究中，对64 000余名40～70岁研究对象平均随访了6.9年，研究对象按基线时钙和镁的摄入量的多少分成5组，结果发现随着钙或镁摄入量的增加，研究对象2型糖尿病发病的危险明显降低(表2.7 (1))[127]，进一步分析表明动物性食物、植物性食物和奶类来源的钙均与2型糖尿病发病呈显著负关联，动物性食物和奶类来源的镁也与2型糖尿病发病呈显著负关联。

表2-7(1)钙、镁摄入量与2型糖尿病发病的相对危险*

不同摄入量	摄入量的中位数（毫克/天）	相对危险（95%可信限）
钙摄入量（五分位）		
第 1 分位	227.5	1.00
第 2 分位	383.1	0.82 (0.73～0.92)
第 3 分位	462.9	0.73 (0.65～0.83)
第 4 分位	538.3	0.67 (0.59～0.76)
第 5 分位	649.6	0.74 (0.65～0.85)
趋势检验 P 值		<0.001
镁摄入量（五分位）		
第 1 分位	213.8	1.00
第 2 分位	242.9	0.84 (0.74～0.95)
第 3 分位	262.5	0.84 (0.74～0.96)
第 4 分位	282.7	0.79 (0.69～0.90)
第 5 分位	318.7	0.86 (0.75～0.97)
趋势检验 P 值		<0.001

* Cox回归分析时控制年龄、能量摄入、体重指数、腰臀比、吸烟、饮酒、体力活动、收入、教育水平、职业和高血压

盐敏感性遗传流行病学网络(GenSalt)研究[128]中，入选1 906例年龄≥16岁的中国非糖尿病研究对象，受试者先接受7天低钠饮食(3克食盐/天)，随后再接受7天高钠饮食(18克食盐/天)。绝大多数对象完成干预研究。研究发现，在低钠和高钠饮食两个阶段干预过程中，代谢综合征患者的血压平均变化均显著高于非代谢综合征人群（图2−7(1)）；此外，盐敏感性风险随个体代谢危险因素的数量增加而升高（表2−7（2））。研究结果表明，代谢综合征增强了血压对钠摄入的反应。

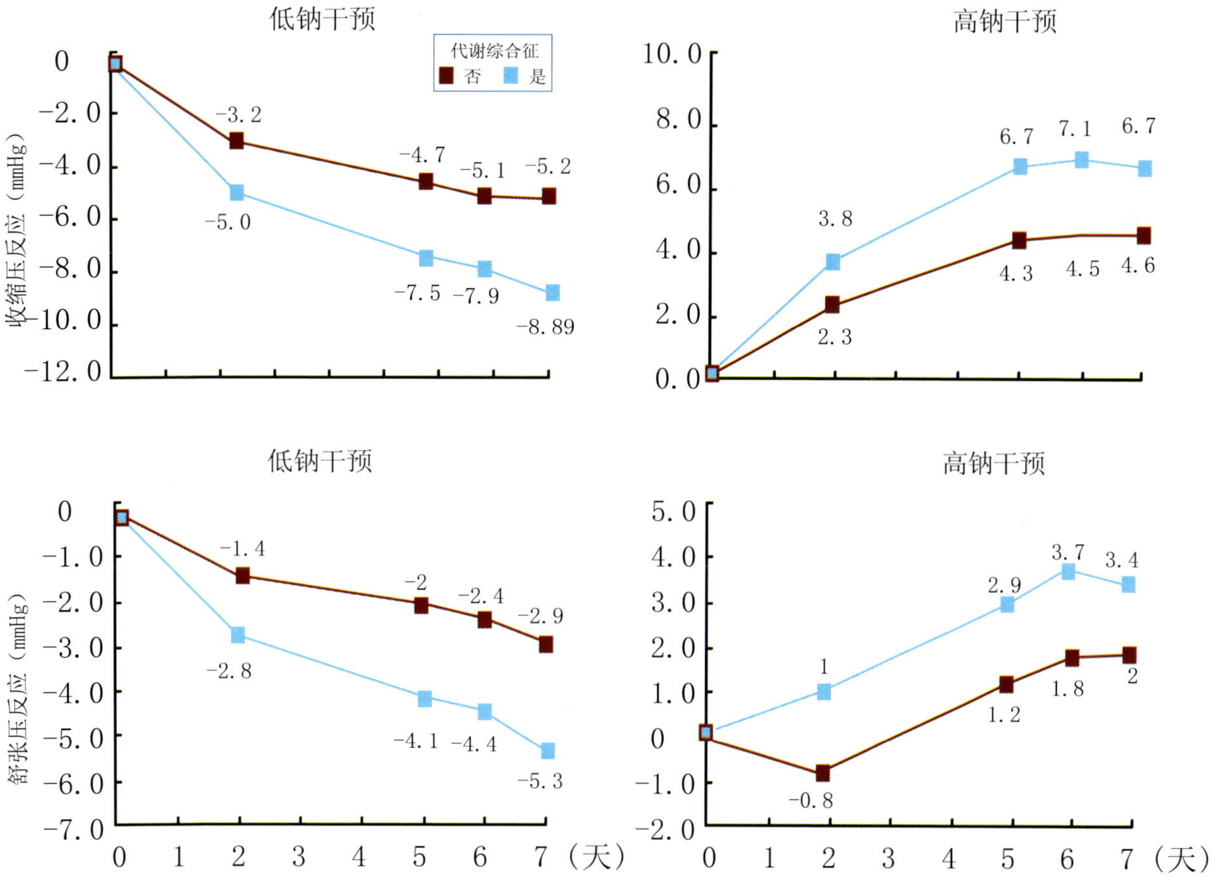

图2−7(1)　低钠和高钠干预期第2、5、6、7天代谢综合征患者与非代谢综合征患者经年龄、性别校正后的平均血压反应性

表2-7(2)不同代谢危险因素数量和代谢综合征状态的受试者在低钠和高钠干预期的高盐敏感性的OR值

	年龄与性别校		正多变量校正*	
	OR（95%CI）	P	OR（95%CI）	P
低钠干预				
1	1.33（1.03～1.71）	..	1.33（1.03～1.73）	..
2	1.54（1.16～2.04）	..	1.54（1.16～2.12）	..
3	2.32（1.66～3.25）	..	2.37（1.61～3.49）	..
4～5	3.36（2.06～5.47）	<0.000 1+	3.54（2.05～6.11）	<0.000 1+
代谢综合证	2.06（1.59～2.68）	<0.000 1▲	1.92（1.43～2.59）	<0.000 1▲
高钠干预				
1	1.02（0.79～1.32）	..	1.04（0.80～1.36）	..
2	1.31（0.99～1.74）	..	1.42（1.05～1.93）	..
3	1.57（1.12～2.22）	..	1.74（1.17～2.58）	..
4～5	2.90（1.78～4.72）	<0.000 1+	3.13（1.80～5.43）	<0.000 2+
代谢综合征	1.73（1.33～2.25）	<0.000 1▲	1.70（1.26～2.31）	<0.000 6▲

*校正年龄、性别、教育程度、体力活动、吸烟、饮酒、体重指数，基线期24h尿钠和尿钾。+与无危险因素相比，1.2.3.4/5个危险因素的趋势检验P值。▲代谢综合证（≥3个危险因素）个体与≤2个危险因素的个体相比

2.8 代谢综合征

2.8.1 代谢综合征患病率

2002年我国营养与健康状况调查，依据CDS和ATPⅢ代谢综合征诊断标准，18岁以上代谢综合征患病率粗率分别为6.6%和13.8%。2002年以来，不同地区进行了代谢综合征患病率调查，由于各地区调查人群年龄以及采用代谢综合征诊断标准不同，代谢综合征患病率尚难进行比较（表2-8-1（1））。

表2-8-1（1）不同地区代谢综合征患病粗率（%）

地区	年龄	调查方法	样本	患病率	
				IDF	CDS
北京东城[129]	>40	多阶段分层整群	9 416		20.20
广东[130]	≥15	多阶段分层整群	5 133	7.23	
杭州[131]	20～79	多阶段分层整群	1 452		8.68
成都[132]	≥20	多阶段分层整群	2 242	17.20	
西昌[133]	≥20	多阶段分层整群	2 433		8.30
温州[134]	≥35	多阶段随机抽样	4 106		11.50
石河子[135]	≥25	分层整群抽样	1 626	25.10	
乌鲁木齐[136]	≥19	分层整群抽样	2 565		12.85

不同地区不同性别代谢综合征患病率：依据CDS标准，除北京的调查结果，其他地区男性代谢综合征的患病率均高于女性。依据IDF标准，除石河子的调查结果，男性代谢综合征的患病率均低于女性（表2–8–1（2））。

表2–8–1（2）不同性别代谢综合征患病率（%）

地区	患病率（IDF）		患病率（CDS）		P值
	男	女	男	女	
北京东城[137]			22.9	18.28	>0.05
广东[138]	4.40	7.00			<0.01
杭州[139]			9.81	7.90	<0.01
成都[140]	15.0	18.6			<0.05
西昌[141]			8.9*	5.4*	
温州[142]			13.6	9.8	<0.01
石河子[143]	26.5	24.2			>0.05
乌鲁木齐[144]			14.91	7.39	<0.01

注：* 为2000年全国人口标化患病率

不同年龄代谢综合征患病率：广东和石河子进行的研究均采用IDF代谢综合征诊断标准。两个研究显示，不同年龄组代谢综合征患病率均呈上升趋势，广东15岁以上代谢综合征患病粗率在各年龄组均呈现低于石河子代谢综合征患病率的趋势（图2–8–1（1））。北京、杭州和西昌均采用CDS代谢综合征诊断标准。三个研究显示不同年龄组代谢综合征患病率均呈上升趋势，北京市代谢综合征患病率粗率最高（图2–8–1（2））。

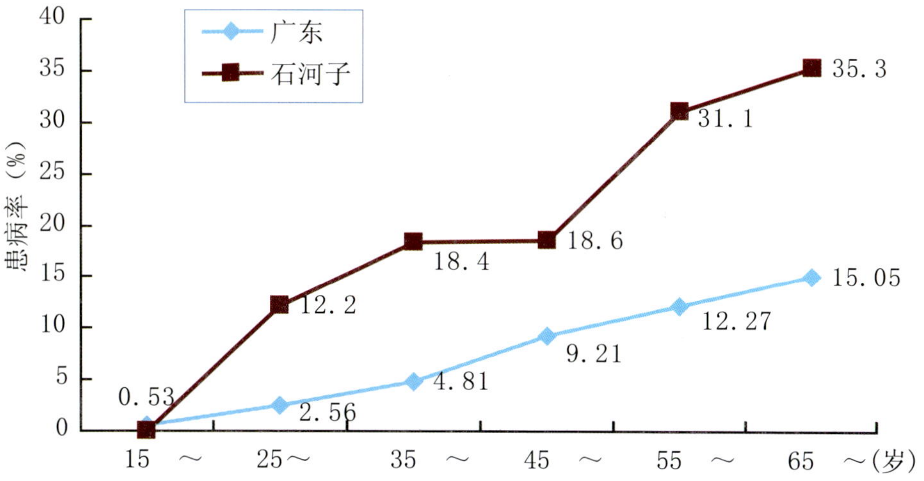

图2-8-1(1)　广东和新疆石河子市15岁以上居民不同年龄组代谢综合征患病率(%)

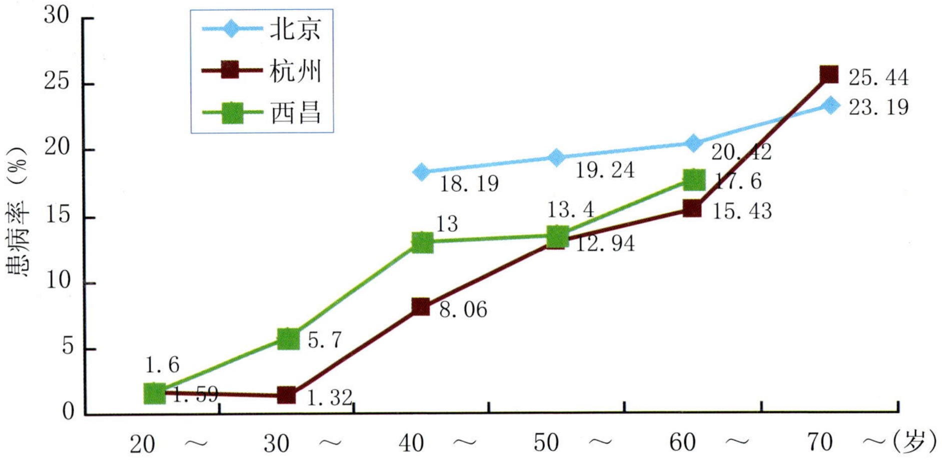

图2-8-1（2） 北京、杭州、西昌居民不同年龄组代谢综合征患病率(%)

新疆汉族和维吾尔族代谢综合征患病率[145]：维吾尔族患病率为13.32%，标化率为13.26%；汉族患病率为13.13%，标化率为12.98%，患病率没有显著差异（x2=0.019,P=0.89）

2.8.2 代谢综合征影响因素

杭州代谢综合征相关危险因素分析[146]，发现体力活动强度与代谢综合征患病率相关，进行中等强度体力活动与代谢综合征患病率降低有关，而吸烟、饮酒、睡眠时间与代谢综合征患病率没有显著联系。

盐敏感性与代谢综合征[147]：1906名16岁以上受试者首先接受7天低盐饮食，然后接受7天高盐饮食，评价代谢综合征与盐敏感性的关系。盐敏感性随着代谢综合征危险因素的数量增加而增大，和没有代谢综合征者相比，具有4～5个危险因素的个体在低盐饮食期间高盐敏感性上升3.54倍（2.05～6.11），高盐饮食期间盐敏感性上升3.13倍（1.80～5.43）。

2.8.3 代谢综合征与疾病

2.8.3.1 不同代谢综合征标准对心血管疾病的预测价值[148]

1998年至2000年，上海华阳曹杨社区进行了代谢综合征的基线调查，并于2003～2005年对基线30岁以上的人群进行了随访，共2 788人，平均随访时间为5年。分别采用《中国成人血脂异常防治指南》（JCDCG）、IDF和美国国家胆固醇教育计划(NCEP)定义的代谢综合征来预测心血管病事件的发生，结果证实，JCDCG的诊断标准较IDF和NCEP对中国人心血管事件的发生具有更良好的预测价值（图2-8-3）。

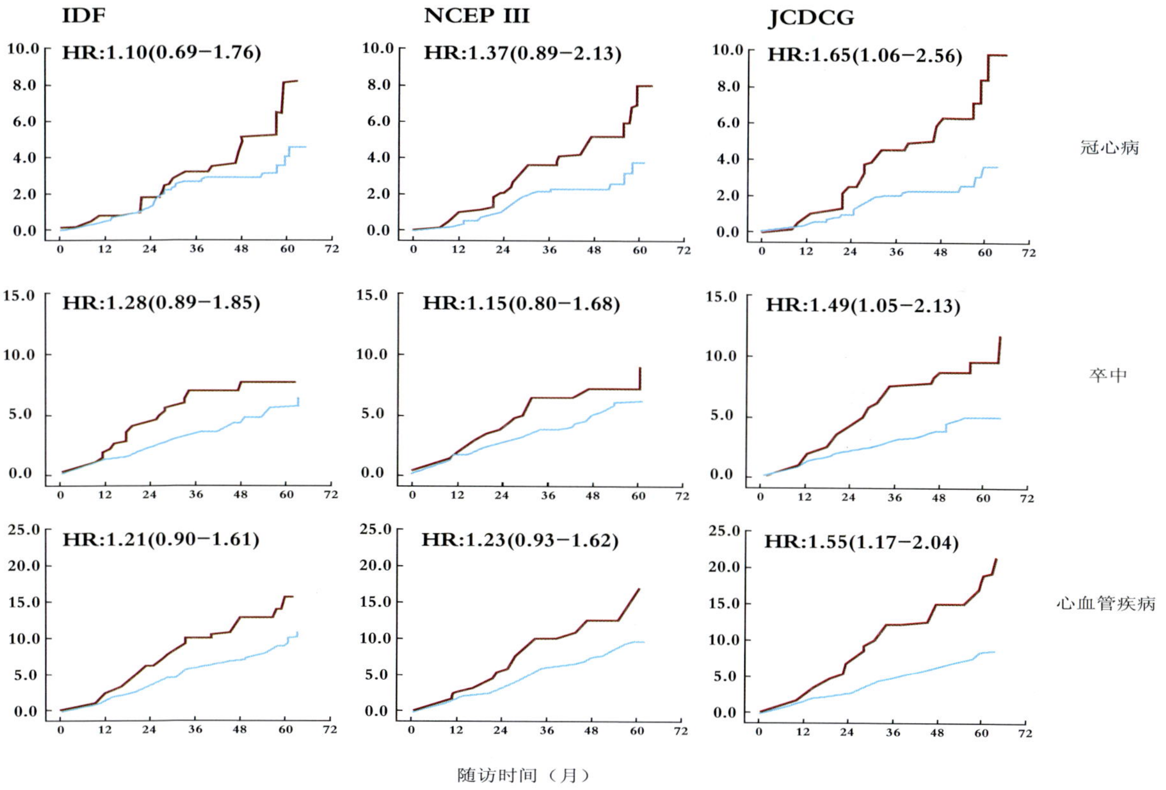

图2-8-3 代谢综合征不同定义对心血管疾病的预测

2.8.3.2 代谢综合征与肾脏疾病

代谢综合征增加肾脏疾病的患病危险，香港一项糖尿病病人随访研究[149]，代谢综合征发生慢性肾病的危险性是无代谢综合征的1.31倍，95% 可信限（1.12～1.54）。最近在湖南农村进行的一项调查[150]，采取分层随机多阶段抽样选取18岁以上居民1 709人为研究对象。调整性别年龄的影响，代谢综合征慢性肾病患病率为19.3%，无代谢综合征者慢性肾病患病率为13.2%，P<0.05。在没有高血压和糖尿病的患者中，代谢综合征与慢性肾病也密切相关，OR=1.733， 95%CI：1.20–2.41，P=0.004。

参考文献：

[1] 中国居民营养与健康状况调查报告之四2002高血压．北京：人民卫生出版社，49～90

[2] 胡以松，姚崇华，王文志，胡建平，何宇纳，翟凤英．2002年中国部分民族高血压患病情况．卫生研究，2006（35）：573～575

[3] 解鸿翔，宋桂德，张宏，田惠光．2004年天津市15岁以上农村居民血压现况分析．中国慢性病预防与控制，2007(15):97～100

[4] 肖义泽，陈杨，许雯，等．云南省不同民族高血压患病率及血压平均水平分布特征分析． 心脑血管病防治，2010,10(1):26～27,51

[5] 中国居民营养与健康状况调查报告之一2002综合报告．北京：人民卫生出版社，53～57

[6] 中国居民营养与健康状况调查报告之四2002高血压．北京：人民卫生出版社，23～36

[7] 同[6]

[8] 同[6]

[9] 同[6]

[10] 赵秀丽，陈捷，崔艳丽等．中国14省市高血压现状的流行病学研究．中华医学杂志， 2006;86:1148～1152

[11] 同[2]

[12] 同[4]

[13] 许长禄，孙兆青，郑黎强，等．辽宁阜新农村老年人群高血压患病率及危险因素调查．中国老年学杂志，2008,28(11):1112～1114

[14] 何丽，韩忠义，迟艳玲，蔡天霞，李保荣．赤峰市城市、农村和牧区居民高血压患病情况．中国慢性病预防与控制，2008,16(3)：298～300

[15] 李慧，孟庆跃，涂诗意，等.山东农村居民高血压患病与控制状况．中国卫生事业管理，2009年,249(3):185～186,187

[16] 陈秋雯，周建新，赵炜磊．上海城乡结合部60岁以上居民的高血压血脂异常高血糖现况调查(附11 220例报告).临床心血管病杂志，2009,25(2):125～127,128

[17] 肖义泽，陈杨，许雯等．云南省不同民族高血压患病率及血压平均水平分布特征分析． 心脑血管病防治，2010,10(1):26～27,51

[18] 靖康宁，刘佳，罗世坤等．重庆市中梁山地区社区高血压病患病情况及危险因素研究．重庆医学，2009,38(12):1510～1511,1514

[19] 韩冰，余大海，王重建等．河南某农村人群高血压患病率、知晓率、治疗率和控制率调查．郑州大学学报（医学版），2009,44(2):337～339

[20] 陈培培，娄培安，余加席等．徐州市居民高血压患病率、知晓率、治疗率及控制情

况调查．中华保健医学杂志，2010,12(1)：9～11

[21] 王增武，王馨，李贤等．中年人群高血压患病率及控制状况的演变趋势．中华高血压杂志，2008,16(11):1033～1036

[22] Jianmin Yang, Fanghong Lu, Cheng Zhang, et al. *Prevalence of prehypertension and hypertension in a Chinese rural area from 1991 to 2007. Hypertension Research,* 2010; 33(4): 331～337

[23] 马丽娜，汤哲，关绍晨等．北京城乡老年高血压患者生命质量现状．中华老年心脑血管病杂志，2008,10(11):803～806

[24] Kelly TN, Gu D, Chen J, Huang JF, Chen JC, Duan X, Wu X, Yau CL, Whelton PK, He J. *Hypertension subtype and risk of cardiovascular disease in Chinese adults. Circulation,* 2008; 118: 1558～1566

[25] He J, Gu D, Chen J, et al. *Premature deaths attributable to blood pressure in China: a prospective cohort study. Lancet,* 2009,374(9703):1765～1772

[26] Dongfeng Gu, M, Rachel P. Wildmanb, M, Xiqui Wu, Kristi Reynoldsc, Jianfeng Huanga, Chung-Shiuan Chenc and Jiang He. *Incidence and predictors of hypertension over 8 years among Chinese men and women. Journal of Hypertension,* 2007, 25:517～523

[27] 同[6]

[28] 王薇，赵冬，孙佳艺等．中国正常高值血压人群的心血管病发病风险．中华心血管病杂志，2007,12:984～987

[29] Yu D, Huang J, Hu D, Chen J, Cao J, Li J, Gu D. *Prevalence and risk factors of prehypertension among Chinese adults. J Cardiovasc Pharmacol,* 2008; 52:363～368

[30] 中国居民营养与健康状况调查报告之四2002高血压．北京：人民卫生出版社，37～48

[31] 同[30]

[32] 中国居民营养与健康状况调查报告之四2002高血压．北京：人民卫生出版社，150～171

[33] 戚文航，潘长玉，林善琰．我国部分地区高血压登记调查及治疗达标研究．中华心血管病杂志，2007,35:457～460

[34] Dong GH, Sun ZQ, Zhang XZ, Li JJ, Zheng LQ, Li J, Hu DY, Sun YX. *Prevalence, awareness, treatment & control of hypertension in rural Liaoning province, China. Indian J Med Res,* 2008; 128(2): 122～127

[35] 同[19]

[36] 同[18]

[37] 同[20]

[38] 刘军，赵冬，刘群等．中国多中心急性冠脉综合征患者高血压控制现况．中华高血压杂志，2008,16(1):16～20

[39] 同[20]

[40] 同[22]

[41] 同[32]

[42] 同[32]

[43] 同[32]

[44] 同[13]

[45] Pang W, Sun Z, Zheng L, Li J, Zhang X, Liu S, Xu C, Li J, Hu D, Sun Y. *Body mass index and the prevalence of prehypertension and hypertension in a Chinese rural population. Intern Med,* 2008,47: 893～897

[46] 王志华，初少莉，陈绍行等．高血压住院患者病因及危险因素分析．高血压杂志，2005,13:504～509

[47] 米杰，王天有，孟玲慧等.中国儿童青少年血压参照标准的研究制定.中国循证儿科杂志，2010,5(1)：4～14

[48] 陈卫红,钱慧霞,王慧文等.衢州市5649名2～6岁儿童血压调查.浙江预防医学，2009，21（4）：57～58

[49] 吕建中，华飞，黄晓燕等.江苏省常州市城区7～12岁儿童肥胖与高血压的流行病学调查.中华流行病学杂志,2009,30(8):868

[50] 刘冲，杜忠东，李霞等.住院儿童高血压的病因分析及鉴别诊断,首都医科大学学报,2010,31(2):187～191

[51] 杨功焕．中国人群2002年吸烟与被动吸烟的现状调查.中华流行病学杂志，2005,26(2): 77～83

[52] Gonghuan Yang, Lixin Fan, Jian Tan, et al. *Smoking in China: Findings of the 1996 National Prevalence Survey. JAMA.* 1999 Oct 6;282(13):1247～1253

[53] 同[51]

[54] 全球成人烟草调查–中国部分结果发布会在深圳召开．http://www.notc.org.cn/n4772065/n5001162/38923.html．发布日期：2010年8月25日

[55] 徐涛，李卫，胡泊等．中国11省市成年人吸烟和被动吸烟情况调查．中国慢性病预防与控制杂志，2010,18(3):229～230

[56] 同[51]

[57] 姜垣,李新华,吴曦等．中国医生吸烟与戒烟行为．中国慢性病预防与控制．2009

[58] 同[51]

[59] 同[57]

[60] 同[51]

[61] 同[57]

[62] 同[54]

[63] 季成叶主编．中国青少年健康现状/危险行为调查综合报告2005．北京：北京大学医学出版社，2007

[64]同[54]

[65]同[54]

[66]同[63]

[67]同[51]

[68]同[52]

[69]同[54]

[70]Jiang He, Dongfeng Gu, Xigui Wu, et al. *Major Causes of Death among Men and Women in China. N Eng J Med 2005;353:1124～34*

[71] Gu D, Kelly TN, Wu X, etc. Mortality attributable to smoking in China. N Engl J Med. 2009 Jan 8;360(2):150～9

[72] 王薇，赵冬，孙佳艺．中国11省市队列研究人群危险因素与不同类型心血管病发病危险的比较．中华心血管病杂志，2006,34(12):1133～1137

[73] 周北凡.中国人群心血管病危险因素作用特点的前瞻性研究．中华流行病学杂志，2005,26(1)：58～61

[74] Wang J, Ye DQ, Wang K. *Meta-analysis on the stroke with overweight or obesity, smoking and alcohol drinking in Chinese residents*

[75] Bi Q, Wang L, Li X, etc. *Risk factors and treatment of stroke in Chinese young adults. Neurol Res. 2010 May;* 32(4):366～370

[76]同[75]

[77] Xiang Qian Lao, Chao Qiang Jiang, Wei Sen Zhang,etc. *Smoking, smoking cessation and inflammatory markers in older Chinese men: The Guangzhou Biobank Cohort Study. Atherosclerosis 203 (2009) 304～310*

[78] Peter H Whincup, Julie A Gilg, Jonathan R Emberson, et al. *Passive smoking and risk of coronary heart disease and stroke: prospective study with cotinine measurement. BMJ 2004; 329: 200～205*

[79] Yao He,Tai Hing Lam,Bin Jiang, etc. *Passive Smoking and Risk of Peripheral Arterial Disease and Ischemic Stroke in Chinese Women Who Never Smoked. Circulation. 2008;118:1535～1540*

[80] Kaur S, Cohen A, Dolor R, etc. *The impact of environmental tobacco smoke on women's risk of dying from heart disease: a meta-analysis. J Womens Health (Larchmt). 2004 Oct;13(8):888～897*

[81] Wen W, Shu XO, Gao YT, et al. *Environmental tobacco smoke and mortality in Chinese women who have never smoked: prospective cohort study. BMJ. 2006 Aug 19;333(7564):376. Epub 2006 Jul 12*

[82] 朱中玉，高传玉，牛振民．冠心病患者冠状动脉介入治疗后吸烟对临床预后的影响．中华心血管病杂志2009,37(9):777～780

[83] 李玲，陈秋霖，贾瑞雪等．我国的吸烟模式和烟草使用的疾病负担研究．中国卫生经济．2008,27．299(1):26～30

[84] 吴兆苏等．我国多省市心血管病趋势及决定因素的人群监测（中国MONICA）中华心血管病杂志1997;25(4):255～259

[85] 国家”九五”科技攻关课题协作组.我国中年人群心血管病主要危险因素的流行现状及从80年代初至90年代末的变化趋势．中华心血管病杂志，2001,29(2):74～79

[86] He J, Gu D, Reynolds K et al. *Serum total and lipoprotein cholesterol levels and awareness, treatment, and control of hypercholesterolemia in China. Circulation 2004 July 27,110(4):405～411*

[87] 卫生部心血管病防治研究中心.中国心血管病报告.2007

[88] 赵文华，张坚，由悦等.中国18岁以上人群血脂异常流行特点研究.中华预防医学杂志2005,39(5):306～310

[89] 尹瑞兴，刘唐威，潘尚领等．广西黑衣壮族人群的血脂水平及其危险因素．中华内分泌代谢杂志2005,21(6):531～532

[90] 李金，梁得宁，马翚等．宁夏回族自治区灵武市回族人群血脂水平调查．中华心血管病杂志2006,34(10):939～940

[91] 郭秀林．青海沱沱河地区400例藏族人群血脂水平调查．高原医学杂志2008年,18(1):63～64

[92] 程炜，谢自敬，阿布力克木等.乌鲁木齐地区维吾尔族和汉族人群糖脂代谢的比较.中国糖尿病杂志2008,16(1):29～30

[93] 甘剑挺，尹瑞兴，冯启明等．广西白裤瑶族与汉族人群血脂谱及其影响因素比较．

中华内分泌代谢杂志.2009,25(1):66～67

[94] 李健斋，牛庆田，李培瑛等.婴儿至青少年期的血脂与脂蛋白研究.北京医学1987,9(6):346～349

[95] 马文军，许燕君，傅传喜等.广东省6 188名3～14岁儿童血脂水平及影响因素分析.中华心血管病杂志2005,33(10):950～955

[96] 刘颖，米杰，杜军保等. 北京地区6～18岁儿童血脂紊乱现况调查.中国实用儿科杂志2007,22(2):101～102

[97] 中国居民营养与健康状况调查报告之七.2002，血脂

[98] 同[86]

[99] 同[92]

[100] 同[97]

[101] 傅媛媛，余金明，王家红等. 北京社区血脂异常患病知晓率影响因素分析. 中国实用内科医学杂志2010,30(1):38～40

[102] 全国高胆固醇血症控制状况多中心研究协作组.高胆固醇血症临床控制状况多中心协作研究－达标率及影响因素. 中华心血管病杂志2002,30 (2):104～109

[103] 第二次中国临床血脂控制状况多中心协作研究组。第二次中国临床血脂控制达标率及影响因素多中心协作研究.中华心血管病杂志2007,35(5):420～427

[104] Dayi Hu, Jue Li, Xiankai Li for CCEP. *Investigation of blood lipid levels and Statin Interventions in outpatients with coronary heart disease in China—The China Cholesterol Education Program (CCEP). Circ J 2008,72:2040～2045*

[105] BiYF, Gao RL, Patel A et al. *Evidence-based medication use among Chinese patients with acute coronary syndromes at the time of hospital discharge and 1year after hospitalization: Results from the Clinical Pathways for Acute Coronary Syndromes in China (CPACS) study. Am Heart J 2009, 157:509～516*

[106] Wenying Yang, Juming Lu, Jianping Weng, et al. *Prevalence of diabetes among men and women in China. N Eng J Med 2010,362(12):1090～1101*

[107] 糖尿病患病率及平均血糖水平,王陇德主编：中国居民营养与健康调查报告之一，2002综合报告北京：人民卫生出版社，2005,57～60

[108] 全国糖尿病研究协作组调查研究组. 全国14省市30万人口中糖尿病调查报告 中华内科杂志 1981,20(11):678～683

[109] 王克安，李天麟，向红丁等. 中国糖尿病流行特点研究 中华流行病学杂志1998,19(5):282～285

[110] Pan XR, Li GW, Hu YH, et al. *Effects of diet and exercise in preventing NIDDM in people with impaired glucose tolerance. The Da Qing IGT and Diabetes Study. Diabetes Care ,1997,20: 537～544*

[111] Li G, Zhang P, Wang J,et al. *The long-term effect of lifestyle interventions to prevent diabetes in the China Da Qing Diabetes Prevention Study: a 20-year follow-up study. Lancet, 2008;371:1783～1789*

[112] 杨文英 林丽香 齐今吾等.阿卡波糖和二甲双胍对IGT人群糖尿病预防的效果——多中心3年前瞻性观察. 中华内分泌代谢杂志, 2001,17 (3):131～134

[113] 同[110]

[114] C. L. Li, C. Y. Pan, J. M. Lu, et al. *Effect of metformin on patients with impaired glucose tolerance. Diabetic Medicine,1999 ,(16): 477～481*

[115] 同[111]

[116] 同[111]

[117] 马冠生, 李艳平, 武阳丰等. 1992至2002年间中国居民超重率和肥胖率的变化. 中华预防医学杂志. 2005,39(5):311～315

[118] Tian H, Xie H, Song G, et al. *Prevalence of overweight and obesity among 2.6 million rural Chinese adults. Preventive Medicine. 2009,48(1):59～63*

[119] Zhang X, Shu X; Gao Y, et al. *General and Abdominal Adiposity and Risk of Stroke in Chinese Women. Stroke.. 2009,40:1098～1104*

[120] 同[118]

[121] 孙佳艺, 赵冬, 王微等. 体重指数对10年累计高血压发病危险的预测作用. 中华流行病学杂志. 2009,30(5):435～438

[122] Ng S,. Norton E, Popkin B. *Why have physical activity levels declined among Chinese adults? Findings from the 1991-2006 China health and nutrition surveys, Social Science & Medicine. 2009,68(7): 1305～1314*

[123] 包雪鸣, 季成叶, 尹小俭. 1985～2005年中国大学生体质变化趋势分析. 现代预防医学. 2008,35(17):3364～3376

[124] 苏畅, 张兵, 刘爱东等. 膳食和环境因素与我国城乡居民超重、肥胖关系的研究. 中国健康教育.2010,26(3):168～171

[125] Yu Z, Ye X, Wang J,et al. *Associations of Physical Activity With Inflammatory Factors, Adipocytokines, and Metabolic Syndrome in Middle-Aged and Older Chinese People. Circulation. 2009,119:2969～2977*

[126] 翟凤英 杨晓光主编. 《2002年中国居民营养与健康状况调查报告》之二: 《膳食

与营养素摄入情况》，北京：人民卫生出版社．2006.7

[127] Villegas R, Gao Y, Dai Q, et al.*Dietary calcium and magnesium intakes and the risk* of type 2 diabetes:the Shanghai Women's Health Study. Am J Clin Nutr. 2009,89:1059～1067

[128] Chen J, Gu D, Huang J, et al. Metabolic syndrome and salt sensitivity of blood *pressure in non-diabetic people in China: a dietary intervention study. Lancet,2009, 373:859～835*

[129] 张仁汉，向小平，宁心惠等．北京市城区中老年居民代谢综合征的患病率及危险因素分析．中国全科医学，2009,12:2276～2278

[130] 许晓君，马文军，许燕君等．广东省15岁以上人群代谢综合征流行特征分析．华南预防医学，2009，35：17～21

[131]刘庆敏，李莉，裘欣等． 杭州市20～79岁居民代谢综合征流行特征的研究． 疾病监测，2009,24:617～620

[132] 陶世冰，任艳，冉兴无等．2007年成都地区代谢综合征患病率的流行病学调查．四川大学学报（医学版）2009,40:1062～1065

[133] 王淳秀，卫大英，王斌等．四川省西昌市成年人代谢综合征流行病学调查．中国公共卫生，2010，26：480～481

[134] 张娜．温州市城区35岁居民代谢综合征患病调查．中国公共卫生，2009,25:1486～1487

[135] 胡傲容，郭淑霞，唐景霞，等.新疆石河子社区居民代谢综合征调查． 现代预防医学，2009,36:3065～3067

[136] 安娜，朱筠，尹琦，等．乌鲁木齐市水磨沟区居民代谢综合征患病率的调查．中国慢性病预防与控制，17:172～173

[137] 同[129]

[138] 同[130]

[139] 同[131]

[140] 同[132]

[141] 同[133]

[142] 同[134]

[143] 同[135]

[144] 同[136]

[145] 同[136]

[146] 同[131]

[147] Chen J, Gu D, Huang J, et al. *Metabolic syndrome and salt sensitivity of blood pressure in non-diabetic people in China: a dietary intervention study. Lancet,2009, 373:859～835*

[148] Wang C, Hou X, Bao Y, et al. (2010). *The metabolic syndrome increased risk of cardiovascular events in Chinese-A community based study. Int J Cardiol 139;159～165*

[149] Luk AO, So WY, Ma RC, et al. *Metabolic syndrome predicts new onset of chronickidney disease in 5829 patients with type 2 diabetes: a 5-year prospective analysis of the Hong kong Diabetes registry. Diabetes Care. 2008,12:2357～2361*

[150] 陈翔，陈星，样丽君等．湖南省某乡村成年人群代谢综合征与慢性肾病的关系.中华流行病，2009，30：1221～1225；控制率调查．郑州大学学报（医学版），2009,44(2):337～339

第三部分　心血管病防治研究

3.1 冠心病、急性冠状动脉综合征和心绞痛

3.1.1 冠心病流行病学

3.1.1.1 中国人群冠心病的死亡率和变化趋势[1]

（1）2008年冠心病的死亡粗率

根据《2009年中国卫生统计年鉴》提供的数据，2008年中国城市居民冠心病死亡粗率为91.41/10万。农村居民冠心病死亡粗率为51.89/10万。总体上看城市地区冠心病死亡粗率高于农村地区，男性高于女性（图3-1-1（1））。详见表3-1-1（1）。

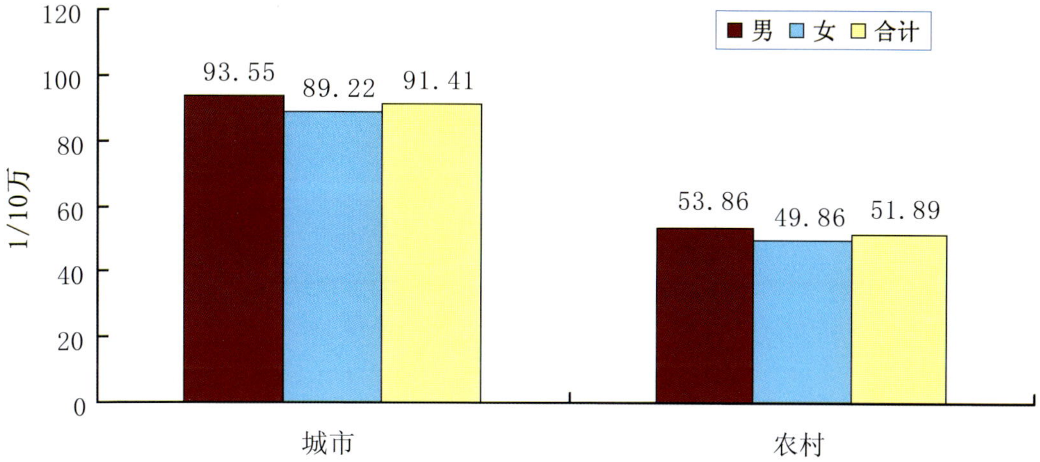

图3-1-1（1） 2008年中国城乡不同性别人群冠心病死亡粗率比较

表3-1-1（1）2008年冠心病死亡粗率(1/10万)

冠心病种类	城市合计			大城市			中小城市			农村		
	合计	男性	女性	合计	男性	女性	合计	男性	女性	合计	男性	女性
急性心梗	39.72	44.52	34.82	43.83	48.94	38.63	20.46	23.93	16.89	34.12	37.67	30.44
其他冠心病	51.69	49.03	54.4	57.71	54.65	60.82	23.5	22.83	24.18	17.77	16.19	19.42
冠心病合计	91.44	93.55	89.22	101.54	103.59	99.45	43.96	46.76	41.07	51.89	53.86	49.86

（2）中国城市人群2008年冠心病年龄别死亡专率(1/10万)

城市地区冠心病死亡率随年龄的增加而增加，80岁年龄组之前男性均高于女性，80岁以后女性高于男性。其递增趋势近似于指数关系，但男性80岁以上年龄组冠心病死亡率的上升幅度有所下降（图3-1-1（2）），详见表3-1-1（2）。

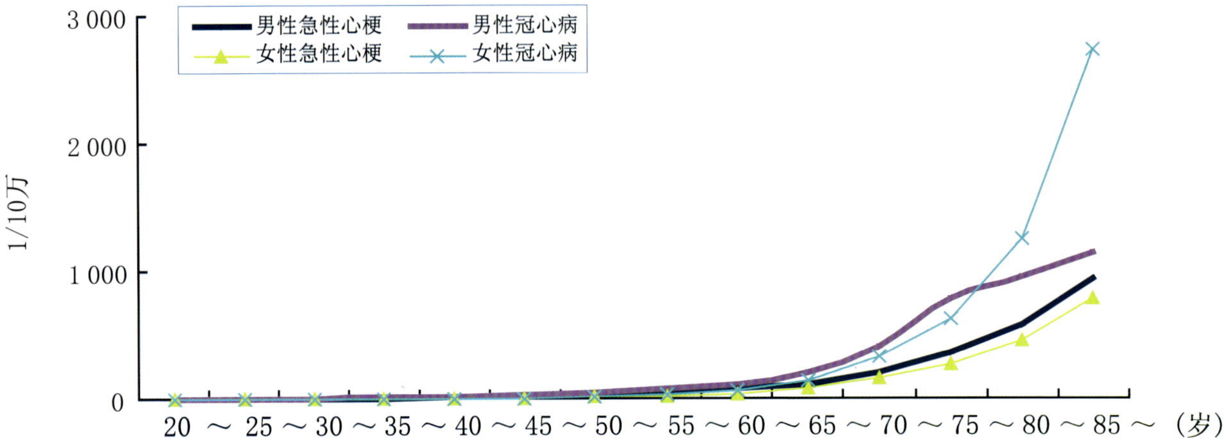

图 3-1-1（2） 城市地区不同性别、年龄组人群冠心病死亡专率比较

表 3-1-1（2）中国城市人群2008年冠心病年龄别死亡专率(1/10万)

性别	冠心病种类	20~	25~	30~	35~	40~	45~	50~	55~	60~	65~	70~	75~	80~	85~(岁)
男性	急性心梗	0.97	1.43	3.24	6.64	14.92	19.14	32.97	50.11	71.43	116.03	205.61	358.07	575.04	934.76
	冠心病合计	1.28	1.77	4.1	8.99	19.39	28.15	48.88	78.17	114.04	207.46	409.12	787.55	948.11	1 39.71
女性	急性心梗	0.38	0.27	0.84	1.57	3.05	4.73	9.5	16.1	35.25	74.93	153.45	260.6	452.66	775.55
	冠心病合计	0.52	0.45	1.14	2.12	4.78	7.42	14.64	27.15	61.95	137.25	329.9	631.8	1 251.28	2 741.7

（3）中国农村人群2008年冠心病年龄死亡专率(1/10万)

农村地区冠心病死亡粗率亦随年龄呈指数型递增（图3-1-1（3）），但总体水平低于城市，详见表3-1-1（3）。

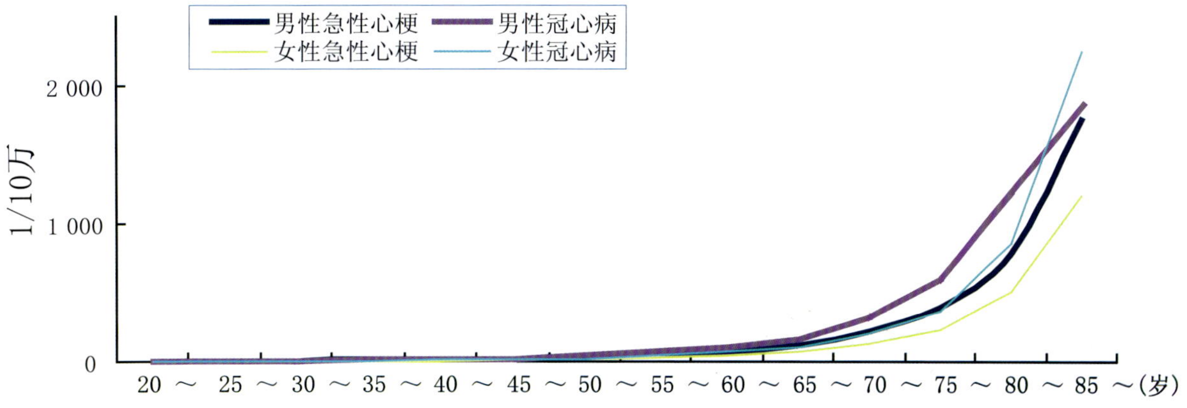

图3-1-1（3） 农村地区不同性别、年龄组人群冠心病死亡专率比较

表 3-1-1（3）中国农村人群2008年冠心病年龄死亡专率(1/10万)

		20~	25~	30~	35~	40~	45~	50~	55~	60~	65~	70~	75~	80~	85~
男性	急性心梗	1.71	0.96	3.24	7.67	18.82	15.87	39.39	54.48	74.05	122.24	211.6	393.28	780.18	1 747.26
	冠心病合计	1.94	1.05	3.62	8.27	20.93	18.60	46.02	67.51	96.63	165.07	315.24	595.33	1 216.37	2 918.87
女性	急性心梗	0.8	0.53	1.29	2.62	7.12	7.57	14.57	28.66	47.95	71.3	131.71	224.25	500.46	1 195.36
	冠心病合计	0.91	0.53	1.37	2.97	8.68	9.04	18.53	37.93	67.29	107.89	205.39	364.75	851.67	2 243.62

（4）2002～2008年冠心病的死亡粗率变化趋势[2]

2002～2008年城市冠心病死亡粗率和急性心梗死亡粗率总体上高于农村地区。变化趋势总体上呈现上升趋势，与2002年相比，2008年冠心病死亡粗率城市地区上升2.31倍，农村地区上升1.88倍，而急性心梗城市上升2.40倍，农村地区上升2.84倍。数据同时显示2008年农村地区的上述两项指标超过了中小城市的水平。

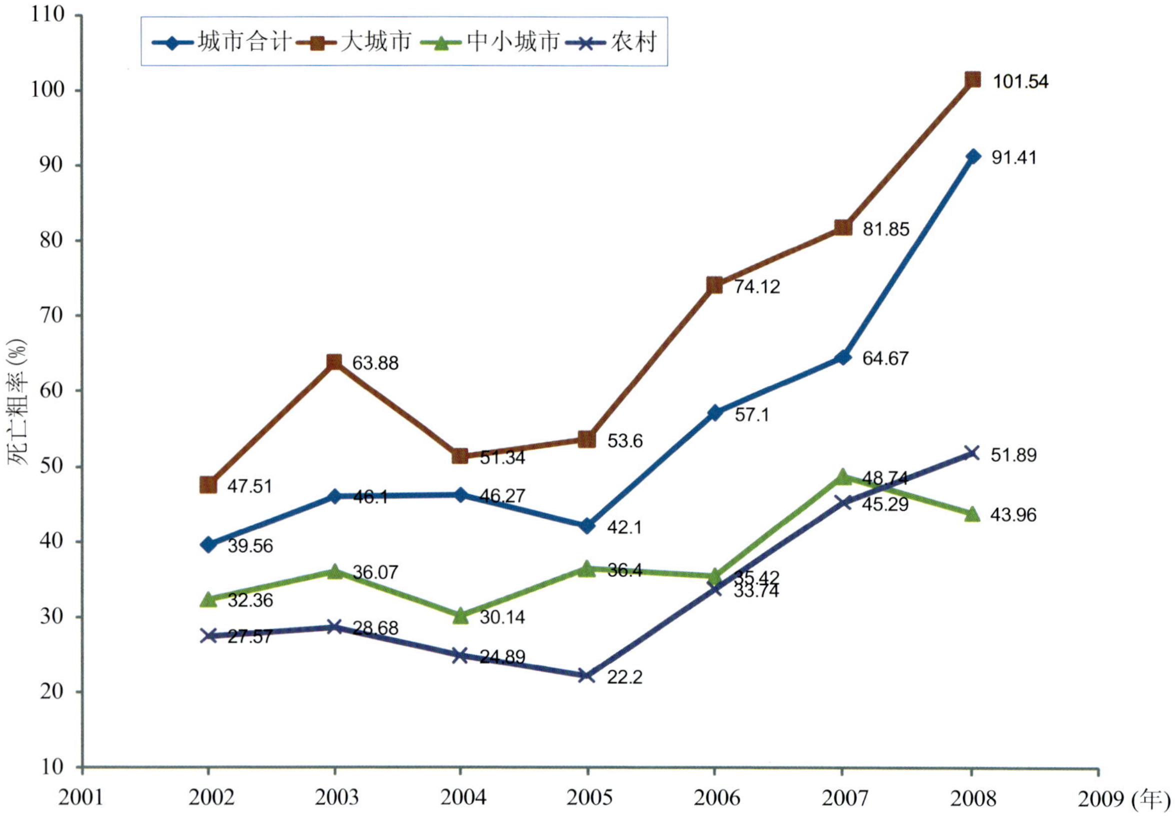

图3-1-1（4） 2002～2008年城乡地区冠心病死亡粗率变化趋势比较

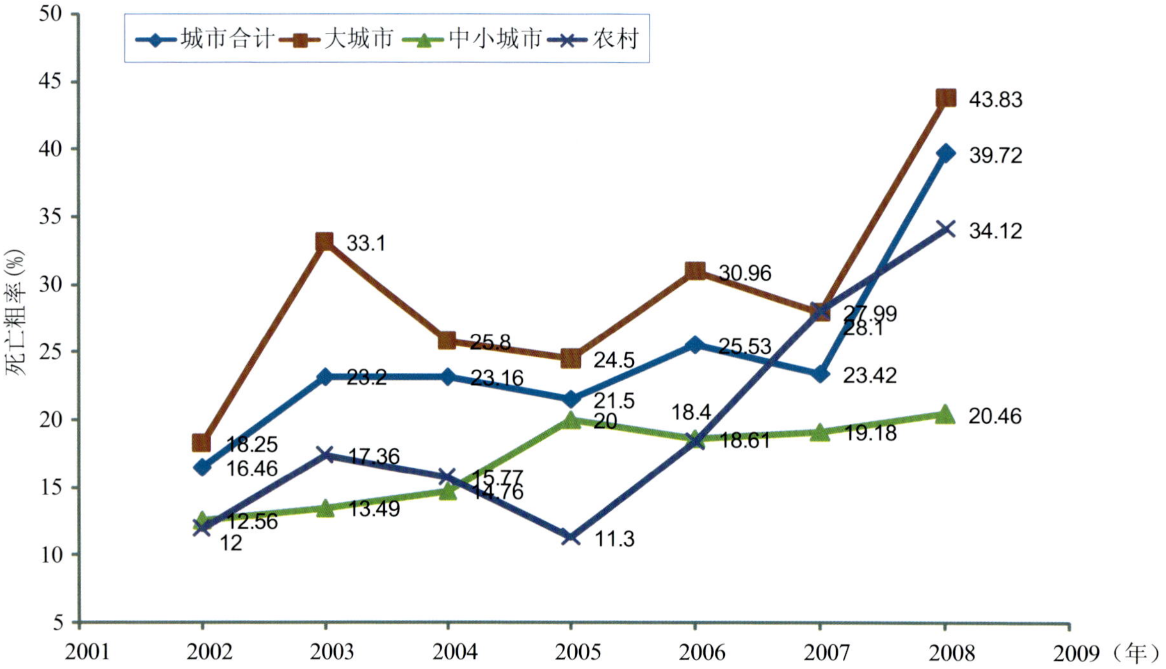

图3-1-1（5） 2002～2008年城乡地区急性心梗死亡粗率变化趋势比较

3.1.1.2 冠心病危险因素相关研究

（1）北京地区居民血脂异常[3]

2007年6月至8月，采用整群随机抽样调查北京市社区居民10 054名。体检结果经年龄、性别标化后显示，北京社区居民高胆固醇血症、高低密度脂蛋白胆固醇血症、低高密度脂蛋白胆固醇血症和高甘油三酯血症的患病率分别是9.3%、2.56%、18.79%和16.84%。处于胆固醇边缘升高的比例为23.96%。血脂异常的总患病率为31.23%。处于血脂边缘异常的居民占23.30%。

（2）急性冠状动脉综合征住院患者高胆固醇血症患病现况[4]

2006年在中国31个省市自治区选择32家三级医院和32家二级医院，共调查以2 751例住院诊断的ACS患者，采用回顾形式收集已出院患者的病历，填写统一表格，分析患者高胆同醇血症的患病、院前知晓及治疗情况。结果显示：2 751例ACS住院患者中19.6%伴有高胆固醇血症，女性(25.5%)高于男性(16.9%，$P<0.01$)；按地理区域分为7个地区(华北、华东、华南、华中、东北、西北和西南)，其中华东地区患者高胆固醇血症患病率最高(24.7%)，华中地区最低(10.0%)，各地区间的差异具有统计学意义($P<0.01$)。

在540例高胆同醇血症患者中，入院前知晓率为12.2%，各地区间知晓率的差异具有统计学意义($P<0.05$)；入院前高胆固醇血症的治疗率为8.2%，知晓者的治疗率为66.7%；治疗率最高的是华南地区(83.3%)，最低是西南地区(0%)。

既往有ACS史的患者中高胆固醇血症的患病率为22.1%，知晓率为18.1%，知晓者治疗率为76.7%，上述三率均高于既往无ACS病史者(18.7%、9.7%、58.3%)；其中仅有21.2%的患者胆固醇控制达标。

（3）潜在可改变的危险因素

INTERHEART研究[5]将中国26个中心入选的3 030例首次发生急性心梗的患者和3056例对照人群（年龄和性别匹配）的数据与其他8个国家的研究人群进行了对比分析。结果显示：中国北方人群的吸烟率和高血压患病率高于南方人群，但南方人群蔬菜和水果的摄入率较低，且抑郁症患病率较高。

与其他国家研究人群相比，中国人群糖尿病、抑郁症与心肌梗死的关联强度较大，OR值分别为糖尿病5.10 vs 2.84；抑郁症2.27 vs 1.37。而腹型肥胖的关联强度较小，OR值为1.33 vs 2.62)。

3.1.1.3 中国急性心肌梗塞患者急救服务应用状况[6]

研究者2005年11月至2006年12月期间，在中国21家医院采集了803名急性心肌梗塞患者的数据。分析结果显示：只有39.5%的患者在出现症状时是呼叫了急救服务；而其他患者则自行前往医院就医。呼叫急救服务患者的特征为：老年患者、症状出现在晚间、症状严重无法忍受、接受过培训或具有足够的相关知识、收入较高以及具有心衰或脑卒中病史。

使用急救服务的患者在院前间隔时间(中位数110minvs.143min，$p<0.001$)、从急诊室到溶栓治疗开始时间（中位数85minvs.93min，$p<0.005$)以及急诊室到球囊时间(中位数118minvs.160min，$p<0.001$)均短于其他患者。由于急诊经皮冠状动脉介入治疗术的使用率较高(68.1%vs.61.7%，$p=0.046$)，使用急救服务患者早期再灌注率也显著高于其他患者（84.8%vs.78.2%，$p=0.019$)。

3.1.2　冠状动脉介入治疗登记注册研究

3.1.2.1　2002～2008年中国大陆PCI逐年完成例数，见图3-1-2（1）[7]。

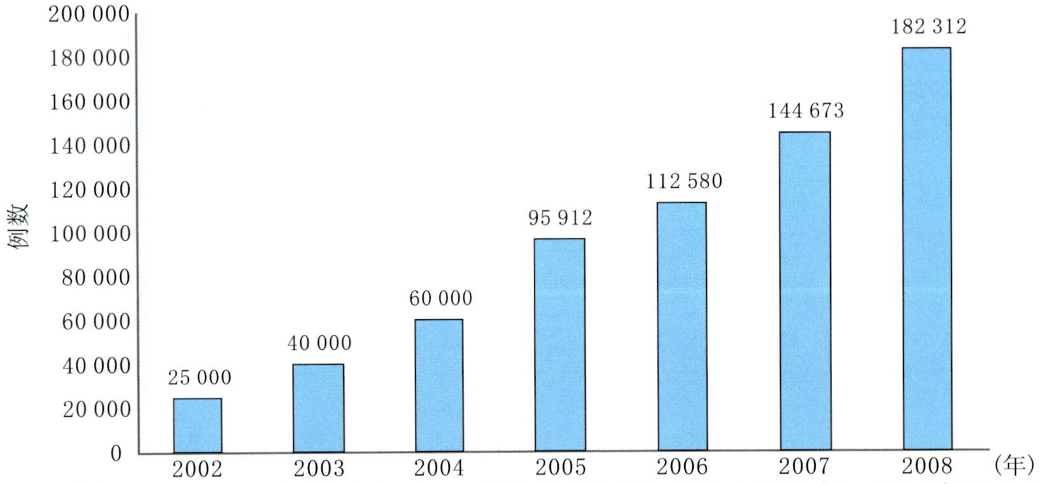

图3-1-2（1）2002～2008年中国大陆PCI逐年完成例数（其中2002年～2004年为估计值）

3.1.2.2 中国内地2006～2007年经皮冠状动脉介入治疗注册登记分析[8]

通过发放注册登记表格的方法收集2006年至2007年中国内地30个省、自治区和直辖市能独立开展PCI医院的相关信息并进行分析。结果：

(1) PCI登记数量及分布

2006年1 078所医院共完成PCI 112 580例，2007年870所医院完成PCI 144 673例。

(2)不同省、自治区和直辖市完成PCI数量的比重

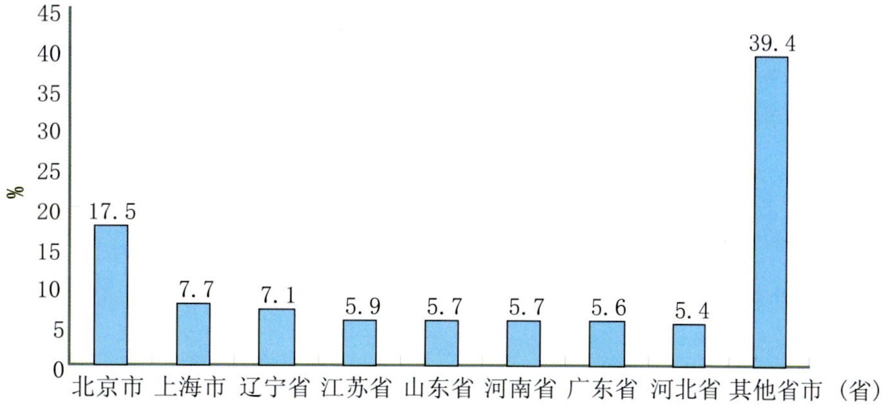

图3-1-2（2）2006年不同省、自治区和直辖市完成PCI数量的比重

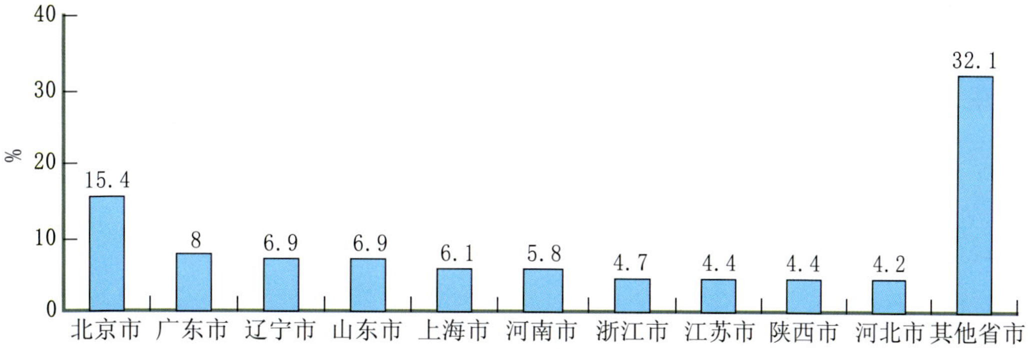

图3-1-2（3）2007年不同省、自治区和直辖市完成PCI数量的比重

(3) 能独立开展PCI的医院

2005年共754所医院，2006年共1 078所医院，2007年共870所医院。

年完成PCI数量≥1000例的医院：2005年7所，2006年10所，2007年13所。

年完成PCI数量≥100例的医院：2006年290所，占医院总数的26.9%；2007年299所，占医院总数的34.4%。

年完成PCI例数<50例的医院： 2006年507所，占医院总数的47.0%。

(4) PCI的费用

2006年中国内地30个省市672所医院提供的比较完整资料的分析结果显示，在完成的86 974例PCI中，共置入支架135 658枚，其中药物洗脱支架（DES）占97.8%，平均每例患者置入1.56枚支架。参照北京市2006年国产DES的价格，每例PCI费用大约为人民币4.0万元。

该研究提示：中国内地2006年和2007年的PCI完成数量每年以超过10%的速度递增。年PCI数量＜50例医院比例接近50%。平均每例患者置入1.56枚支架，其中97.8%为药物洗脱支架。

3.1.2.3 中国内地2008年经皮冠状动脉介入治疗注册研究[9]

通过发放注册登记表格的方法收集2008年中国内地30个省、自治区和直辖市能独立开展PCI医院的相关信息并进行分析。结果：

(1) 完成PCI例数： 共182 312例。

全国平均每万人中有1.39人次接受了PCI手术。在各省市中完成PCI最多的地区分别是北京、广东、辽宁、上海、山东和河南，均超过1 000例，占内地的48.46%。

(2) 能独立完成PCI的医院：共1 061所。

平均每家医院完成171.8例PCI手术。

年完成PCI≥100例的医院：共461家。占全部医院的43.45%。

年完成PCI≥ 400例的医院：共94家。占全部医院的8.86%。

(3) 各地区PCI手术发展的影响因素

多因素直线回归分析显示各地区PCI手术发展与当地人均国民GDP（β＝ 0.06，$P<0.05$）和当地能够完成100例以上PCI手术的医院数量（β＝ 434.23， $P<0.05$）呈正相关，而与能够年完成100例以上医院比例（β＝ −0.2746.35， $P>0.05$）和医疗保险及新型农村合作医疗参保比例（β＝ −885.78，$P>0.05$）无关（R2=0.93）。

该研究提示[10]： 2005年以来，中国内地PCI手术年均增加23.87%，但地区间差异大，发展不平衡。

3.1.2.4 “真实世界”中生物降解大分子涂层雷帕霉素洗脱支架的安全性与效果18个月的临床与9个月血管造影结果[11]

2006年6月至2006年11月，4个国家（中国、印度尼西亚、马来西亚及泰国）59个医学中心参加的市场后观察性的多中心前瞻性注册登记试验研究：Excel生物降解大分子涂层药物（雷帕霉素）洗脱支架的登记注册研究。入选2 077例（平均年龄61岁，男性74%）置入Excel支架的患者，氯吡格雷应用6个月，观察支架置入后12个月时的主要心脏事件及9个月时支架内晚期管腔丢失、二分法再狭窄以及18个月时累积支架内血栓事件发生率。血管造影随访于支架置入后6～9个月进行。结果：临床结果见表3－1－2；随访18个月时支架血栓形成发生于18例（0.87%）患者，包括2例（0.1%）急性血栓形成，8例（0.38%）亚急性血栓形成，7例（0.34%）晚期及1例（0.05%）很晚期支架血栓形成；635例（31.7%）患者完成血管造影随访，支架内晚期管腔丢失为0.21±0.39mm，支架节段内晚期管腔丢失为0.21±0.35，支架内再狭窄率为3.8%，支架节段内再狭窄率为6.7%。

表3－1－2－4(1)"真实世界"中生物降解大分子涂层雷帕霉素洗脱支架的安全性与效果18个月的临床与9个月血管造影结果

项目	例数（%）
随访 30 天结果（n=2077）	
死亡	16(0.77)
心脏性	13(0.63)
非心脏性	39(0.14)
非致死性心肌梗死	6(0.29)
紧急 TLR	4(0.19)
主要心脏事件	19(0.91)
随访 12 个月结果（n=2063）	
死亡	35(1.7)
心脏性	22(1.1)
非心脏性	13(0.6)
非致命性心肌梗死	8(0.4)
TLR	32(1.6)
经皮冠状动脉介入	31(1.5)
外科	1(0.05)
主要心脏事件	56(2.7)
非 TLR 靶血管血运重建	2(0.1)
随访 18 个月结果（n=2062	
死亡	39(1.9)
心脏性	23(1.1)
非心脏性	16(0.6)
非致命性心肌梗死	9(0.4)
TLR	39(1.9)
经皮冠状动脉介入	38(1.8)
外科	1(0.05)
主要心脏事件	64(3.1)
非 TLR 靶血管血运重建	4(0.2)

注：TLR 靶病变血运重建。

该研究提示："真实世界"中Excel生物降解大分子涂层雷帕霉素洗脱支架治疗患者的有效性与安全性令人满意。Excel支架置入后氯吡格雷与阿司匹林双抗血小板治疗6个月是安全且可行的。

3.1.3 急性冠脉综合征（ACS）

3.1.3.1 中国急性冠脉综合征（ACS）患者的药物治疗 [12]

中国急性冠脉综合征（ACS）不同临床途径研究（CPACS）对ACS患者出院时及出院后1年基于循证医学证据的药物治疗情况进行了研究。2004年9月至2006年3月中国51家医院参加的多中心前瞻性注册登记研究：入选ACS患者2 901例[平均年龄65岁，男性67%；其中ST段抬高急性心肌梗死（SETMI）1 305例（45%），非ST段抬高急性心肌梗死（NSTEMI）345例（12%），不稳定心绞痛（UAP）患者1251例（43%）]，分析出院时及出院后6个月以及12个月时用药情况。结果，出院时、随访6个月[完整随访2 521例（87%）]及12个月[完整随访2 388例（82%）]的药物治疗情况见表3−1−3（1）；校正的logistic回归分析显示：创伤性治疗（PCI或CABG）、血脂异常、医疗保险以及高血压是决定出院时及出院后随访期间药物治疗的重要因素；药物治疗不依从性原因分析结果见图3−1−3（1）及表3−1−3（2）。

表3−1−3（1）出院时、随访6个月及12个月的药物治疗情况

药物治疗	出院时（n=2 901）例数（%）	随访 6 个月时（n=2 521）例数（%）	随访 12 个月时（n=2 388）例数（%）
阿司匹林	2 687(92.7)	2 211(88.2)	2 077(87.3)
氯吡格雷	1 290(44.6)	859(34.5)	461(19.4)
β-受体阻滞剂	2 031(70.0)	1 798(71.8)	1 662(69.9)
ACEI	1 966(67.8)	1 506(60.1)	1 435(60.5)
ARB	228(7.9)	188(7.5)	177(7.4)
钙拮抗剂	865(29.8)	575(23.0)	554(23.3)
他汀	2 332(80.4)	1 654(65.8)	1 413(59.4)
抗血小板+他汀	2 277(78.5)	1 601(63.8)	1 365(57.5)
抗血小板+（β-受体阻滞剂或 ACEI 或 ARB）	2 490(85.9)	2 012(80.5)	1 864(78.6)
抗血小板+（β-受体阻滞剂或 ACEI 或 ARB）+他汀	2 103(72.5)	1 501(59.9)	1 291(54.4)
抗血小板+β-受体阻滞剂+（ACEI 或 ARB）+他汀	1 384(47.7)	1 088(43.6)	963(40.6)

注：ACEI 血管紧张素转换酶抑制剂，ARB血管紧张素受体阻断剂。

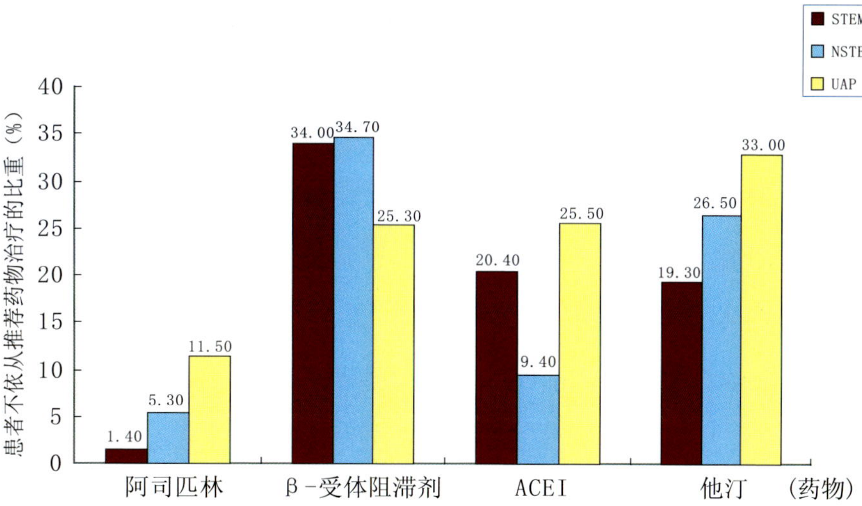

图3-1-3（1）由于出院时医生认为无适应症而致患者不依从推荐药物治疗的比重

表3-1-3（2）随访12个月患者不依从治疗原因

不依从原因	阿司匹林或氯吡格雷（%）	β-受体阻滞剂（%）	ACEI（%）	他汀（%）
禁忌症	--	36	12	--
医生不建议用	79	49	46	39
副作用	32	46	66	23
患者拒绝	95	75	65	64
费用	65	--	--	69

该研究[13]提示：中国ACS患者基于循证医学证据的药物治疗应用与维持仍需改善。

3.1.3.2 急性心肌梗死患者PCI治疗

多中心随机临床试验（RESTART）对急性心肌梗死患者溶栓并挽救性PCI与直接PCI进行了比较研究。2002年1月到2003年10月，全国12家医院进行的多中心、开放标签、随机、并行试验，入选年龄<70岁、症状起始12小时内的ST段抬高急性心肌梗死患者311例，随机分入三组：　直接PCI组（n=101例）、重组葡激酶（r–Sak）组（n=104例）、重组组织型纤溶酶原激活剂（rt–PA）组（n=106例）。 r–Sak 组与rt–PA组合并为溶栓组与直接PCI组比较，溶栓组患者接受溶栓治疗开始后90分钟时进行冠状动脉造影，依据TIMI血流分级决定是否进行挽救性PCI（TIMI血流分级≤2时进行挽救性PCI），PCI时所用支架全为裸支架。观察一级终点为：①溶栓治疗开

始后90分钟冠状动脉造影或/及PCI完成后梗死相关动脉的血流TIMI分级；②死亡、非致命性心肌梗死；③死亡+非致命性心肌梗死。二级终点：①出血；②其他主要临床事件包括：心源性休克、心衰、肺栓塞、室速或室颤、房速或房颤、II°或III°房室传导阻滞、心脏破裂及卒中。结果，溶栓组与直接PCI组间基线情况除表3-1-3③内容外统计学差异无显著性。溶栓并挽救性PCI与直接PCI 的主要临床终点结果见表3-1-3（4），住院期间其他主要临床事件在溶栓并挽救性PCI组与直接PCI组间比较统计学差异无显著性。随访30天时挽救性PCI与直接PCI 的主要临床终点结果见表3-1-3（5）。

表3-1-3（3）溶栓组与直接PCI组间基线情况

项 目	溶栓组(n=210)	直接 PCI 组(n=101)	P
症状起始到入院时时间（分钟）	189.9 ± 131.4	226.6 ± 202.3	0.0992
入院时到治疗时时间（分钟）	113.4 ± 144.6	141.2 ± 120.9	0.0763
症状起始到治疗时时间（分钟）	303.3 ± 183.9	367.8 ± 252.1	0.0232

表3-1-3（4）溶栓并挽救性PCI与直接PCI 的主要临床终点结果[例(%)]

终点	溶栓并挽救性 PCI (n=210)	直接 PCI (n=101)	P
住院期间			
死亡	15(7.1)	0(0)	0.0034
非致命性心肌梗死	7(3.3)	1(1.0)	0.4449
再发缺血	17(8.1)	8(7.9)	0.9577
随访 30 天时累积事件发生			
死亡	15(7.1)	0(0)	0.0034
非致命性心肌梗死	7(3.3)	1(1.0)	0.4449
死亡/心肌梗死	21(10.0)	1(1.0)	0.038
再发缺血	26(12.4)	12(11.9)	0.8997

表3-1-3（5）随访30天时挽救性PCI与直接PCI 的主要临床终点结果[例(%)]*

终 点	挽救性 PCI 组(n=117)	直接 PCI 组(n=101)	P
死 亡	5(4.3)	0(0)	0.0630
非致命性心肌梗死	5(4.3)	1(1.0)	0.2199
死亡/心肌梗死	9(7.7)	1(1.0)	0.0219

*该研究由中国科学技术部国家十五重点项目资助（No. 2001BA70310）。

该研究[15]提示：在晚入院及延迟治疗的中国ST段抬高急性心肌梗死患者，溶栓并挽救性PCI较直接PCI，冠状动脉通畅率及TIMI3级血流发生率低，而死亡、死亡/心肌梗死及出血并发症的发生率高。

3.1.3.3　ST段抬高急性心肌梗死患者PCI治疗[16]

不同临床途径对ST段抬高急性心肌梗死患者接受直接经皮穿刺冠状动脉介入治疗结果的影响（RAPID-AMI研究）:2005年11月到2007年11月，上海7家医院参加的前瞻性、多中心、随机临床试验，入选起病12小时内直接接受PCI的患者546例，随机分入两组：快组（在急诊室一旦诊断ST段抬高急性心肌梗死即刻直接进入导管室进行PCI），271例[男159例（58.7%），年龄68.8±11.9岁]:非快组（患者首先住入心脏科病房或CCU进行心电图、血流动力学监测及强化药物治疗之后再进行PCI),275例[174例（63.3%),年龄68.0±10.6岁]。一级终点为从进入急诊室到首次球囊扩张时时间段（D2B时间段），二级终点为24小时内测定的CK-MB峰值及住院期间与随访30天的主要临床事件。结果，两组间基线特征与造影及PCI过程特征，除糖蛋白IIb/IIIa抑制剂应用（快组77.1%vs非快组84.0%，P=0.042）及梗死相关动脉TIMI血流分级（TIMI 3快组9.2%vs 非快组 17.1%，P=0.007）外，统计学差异无显著性。D2B时间段结果见表3-1-3（6),CK-MB 峰值(快组202.93±115.31 ng/mlvs 非快组237.12 ± 109.41 ng/ml，P<0.01)，住院期间及随访30天的临床结果见表3-1-3（7）。

表3-1-3（6）ST段抬高急性心肌梗死患者入院到PCI的时间延迟测量

特 征	快组(n=271)		非快组(n=275)		P
	中位数	均数±标准差	中位数	均数±标准差	
病房或CCU停留时间（分钟）	-	-	31	44 ± 17	NA
D2B 时间段（分钟）	105	108 ± 44	139	138 ± 31	<0.0001
D2B 时间段<90 分钟例数（%）		73(26.9)		30(10.9)	<0.0001

表3-1-3（7）ST段抬高急性心肌梗死患者住院期间及随访30天的临床结果*

项目	快组(n=271)	非快组(n=275)	P
住院期间[例（%）]			
死亡	11(4.1)	16(5.8)	0.34
非致命性心肌梗死	7(2.6)	11(4.0)	0.34
靶血管血运重建	2(0.7)	1(0.4)	0.55
主要心脏事件	19(7.0)	27(9.8)	0.24
随访 30 天[例（%）]			
死亡	15(5.5)	29(10.5)	0.04
非致命性心肌梗死	10(4.1)	16(5.8)	0.26
靶血管血运重建	2(0.7)	2(0.7)	0.99
主要心脏事件	26(10.0)	44(16.0)	0.03
随访 30 天累积存活率	94.5%	89.5%	0.035
随访 30 天无主要心脏事件存活率	90.1%	84.0%	0.034

*该研究由上海科学技术基金会资助（No.05DZ19503）。

该研究[17]提示：ST段抬高急性心肌梗死患者经急诊室直接进入导管室（绕过病房或CCU）进行PCI途径可获得更快的再灌注治疗、更小的梗死面积及改善短期存活率。

3.1.3.4 入院血糖水平对ST段抬高的急性心肌梗死患者近期预后的影响[18,19]

本研究为国际性多中心随机对照试验CREATE-ECLAC （其中中国274家医院参加）的亚组分析，入选症状起始12小时内的ST段抬高急性心肌梗死（STEMI）中国患者7 446例。

（1）入院血糖水平对ST段抬高的急性心肌梗死患者近期病死率的影响

分析其入院血糖水平，依据血糖水平分成6个组： 血糖偏低组（血糖水平<4.5mmol/L ）、血糖轻度升高组（又分为血糖水平4.5～5.5mmol/L组、5.6～7.0mmol/L组、7.1～8.5mmol/L组 ）、血糖中度升高组（血糖8.6～11.0mmol/L ）、高血糖组（血糖 >11.0mmol/L ）。分析6组患者30天的病死率。以血糖水平4.5～5.5mmol/L为对照组，与其他组进行比较。结果，30天病死率见图3-1-3（2）。

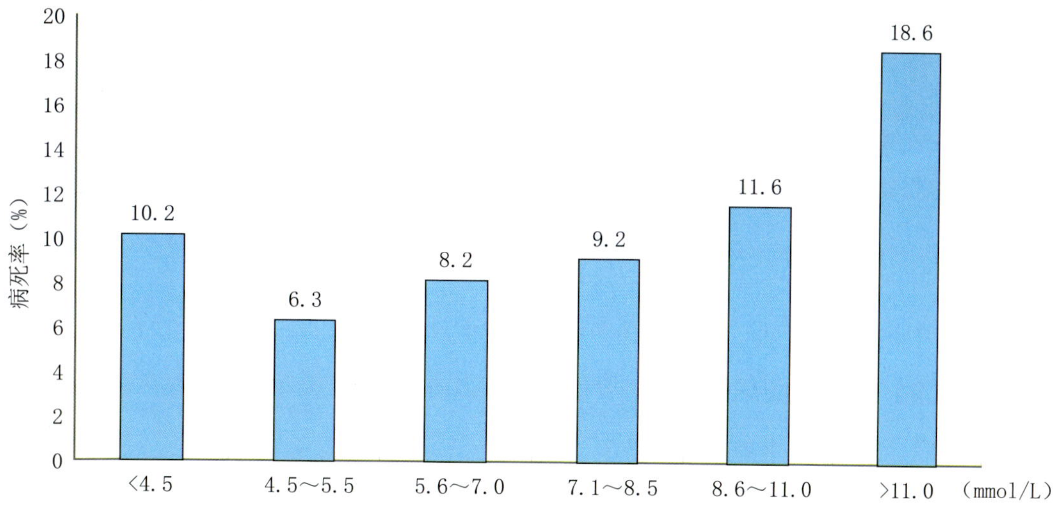

图3-1-3（2）ST段抬高的急性心肌梗死患者入院血糖水平及30天病死率的情况

（2）入院血糖水平对糖尿病和非糖尿病ST段抬高急性心肌梗死患者预后的影响

依据入院血糖不同水平将已知糖尿病和非糖尿病的患者分组：入院血糖水平<6.1 mmol/L组（2 018例，平均年龄61岁，女性24%），6.1～7.7 mmol/L 组（2 170例，平均年龄62岁，女性24%），7.8～11.0 mmol/L组（1 929例，平均年龄64岁，女性32%），11.1～13.0 组（465例，平均年龄65岁，女性37%），>13.0 mmol/L组（864例，平均年龄64岁，女性44%），后3组定义为入院高血糖组。分析各组患者30天病死率。结果，在入院高血糖患者中有相当比例无既往糖尿病史，各组病死率见图3-1-3（3）示，随血糖水平升高，非糖尿病组患者病死率呈逐渐增加趋势，而糖尿病组患者的病死率呈先降低后升高的变化。

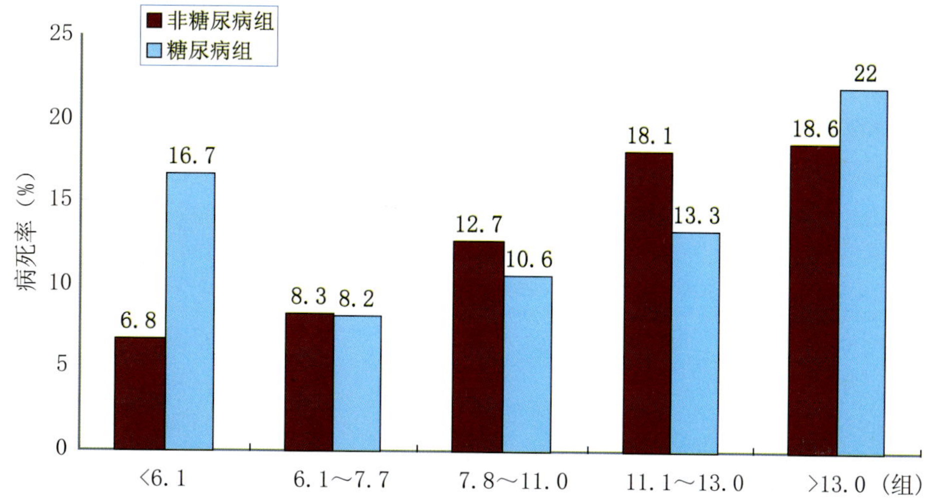

图3-1-3（3）ST段抬高的急性心肌梗死患者不同血糖水平和30天病死率的情况

该研究[20,21,22]提示：①入院血糖偏低、轻中度血糖升高和高血糖的STEMI患者近期病死率均明显升高。血糖水平是与STEMI患者近期预后相关的重要因素。②与糖尿病患者相比，无既往糖尿病史的STEMI患者入院血糖水平升高也很常见，并且是与近期预后不良更密切相关的危险因素。

3.1.3.5 非ST段抬高急性冠脉综合征患者二年随访终点事件的影响因素分析 [23]

本研究为组织评估缺血综合征策略（OASIS）登记试验的亚组分析，总结分析参加OASIS研究的中国38家医院自1999年4月到2001年2月共收集的非ST段抬高急性冠脉综合征患者2 294例（平均年龄63岁，男性62%）随访2年的资料，统计死亡、新发心肌梗死、卒中3项联合终点事件的发生情况，并分析患者就诊时一般情况、既往史、住院及随访期间治疗等多种因素在联合终点事件中的作用。结果，联合终点事件365例，发生率15.9%。增加联合终点事件发生的危险因素见表3-1-3（8），延缓联合终点事件的保护因素见表3-1-3（9）。

表3-1-3（8）非ST段抬高急性冠脉综合征患者
增加联合终点事件发生的危险因素

因素	风险比（HR）	95%CI	P
住院期间溶栓治疗	2.342	1.528~3.590	0.000
就诊时心率>120 次/分	2.081	1.088~3.979	0.027
目前吸烟	1.974	1.407~2.769	0.000
既往 PCI 病史	1.913	1.026~3.566	0.041
首次住院天数	1.672	1.360~2.056	0.000
住院期间应用静脉硝酸酯类药物	1.584	1.086~2.310	0.017
既往心力衰竭病史	1.540	1.090~2.176	0.014
住院期间应用低分子肝素	1.442	1.135~1.831	0.003
住院期间应用皮下普通肝素	1.414	1.047~1.910	0.024
既往吸烟	1.408	1.071~1.851	0.014
住院期间服用钙拮抗剂	1.405	1.094~1.804	0.008
既往高血压病史	1.364	1.058~1.759	0.017
既往冠心病史	1.331	1.047~1.691	0.020
住院期间复发心绞痛	1.313	1.033~1.670	0.026
高龄	1.037	1.025~1.050	0.000

表3-1-3（9）非ST段抬高急性冠脉综合征患者
联合终点事件的保护因素

因素	风险比（HR）	95%CI	P
就诊时心电图恢复正常	0.557	0.325~0.956	0.034
随访期间应用硝酸酯类药物的时间	0.899	0.881~0.918	0.000
随访期间应用抗血小板药的时间	0.906	0.886~0.926	0.000
随访期间应用钙拮抗剂的时间	0.957	0.934~0.980	0.000
随访期间应用降脂药的时间	0.960	0.933~0.987	0.005
随访期间应用 ACEI 类药的时间	0.962	0.938~0.986	0.002

该研究提示：我国非ST段抬高急性冠脉综合征患者中，合并其他心血管疾病，就诊时病情危重者随访时容易发生联合终点事件；反之，正规应用药物治疗对终点事件的发生产生一定的保护作用。

3.1.3.6 影响北京市心肌梗死病人应用急救医疗服务的因素[24]

本研究为多中心现况调查。入选2006年1月1日到12月31日期间就诊于北京市19家医院（三级医院11家，二级医院8家）的789例[男性610例（77%），女性179例（23%），平均年龄61岁]ST段抬高心肌梗死（STEMI）患者。入院1周内通过与病人进行访谈及查阅病例记录收集资料。院前延迟定义为症状发生到达研究医院的时间间隔。病人延迟定义为症状发生到呼叫急救医疗服务（EMS）或决定自行就诊的时间间隔。根据到达首诊医院的转运方式将患者分为EMS组及自行转运组，对比分析两组资料。结果：260例（33%）通过EMS转运到达首诊医院，529例（67%）通过自行转运到达。单因素分析变量比较见表3-1-3（10），多元Logistic回归分析结果见表3-1-3（11），就诊延迟与转院比较见表3-1-3（12）。

表3-1-3（10）影响北京市心肌梗死病人应用
急救医疗服务的单因素分析（例%）

变量	EMS 组(n=260)	自行转运组(n=529)	P
年龄≥65 岁	131(50.40	197(37.2)	0.000
大学及以上受教育程度	55(21.2)	74(14.0)	0.004
采取自行治疗	146(56.2)	249(47.1)	0.016
电话咨询医生	12(4.6)	10(1.9)	0.030
早发冠心病家族史	13(5.0)	53(10.0)	0.017
冠心病史	85(32.7)	116(21.9)	0.001

续 表

变量	EMS 组(n=260)	自行转运组(n=529)	P
心力衰竭史	8(3.0)	4(0.8)	0.028
卒中或 TIA 史	42(16.2)	42(7.9)	0.000
梗死前心绞痛	113(43.5)	284(53.7)	0.007
症状不能耐受	208(80.0)	374(70.7)	0.008
呼吸困难	50(19.2)	65(12.3)	0.009
焦虑	38(14.6)	48(9.1)	0.019
症状归于心脏病	175(67.3)	284(53.7)	0.000
了解心心肺复苏含义	47(18.1)	55(10.4)	0.003
曾接受心肺复苏培训	16(6.2)	12(2.3)	0.006

注： TIA 短暂性脑缺血发作。

该研究提示*：北京市仅1/3的STEMI病人发病后选择EMS转运。社会人口学、冠心病史、症状特点和认知因素等影响了病人对EMS的应用。

*该研究为基金项目.

表3-1-3（11）影响北京市心肌梗死病人应用急救医疗服务的多元Logistic回归分析

项目	β 值	OR 值	95%CI	P
年龄≥65 岁	0.425	1.530	1.050~2.230	0.027
大学及以上受教育程度	0.709	2.032	1.257~3.284	0.004
冠心病史	0.474	1.606	1.049~2.458	0.029
梗死前心绞痛	-0.469	0.626	0.431~0.907	0.013
症状不能耐受	0.592	1.660	1.090~2.520	0.008
焦虑	0.760	2.139	1.238~3.695	0.006
症状归于心脏病	0.402	1.490	1.020~2.171	0.041

表3-1-3（12）北京市心肌梗死病人就诊延迟分钟，M（Q25～75）与转院（%）比较

组别	例数	病人延迟	院前延迟	转院比例
EMS 组	260	30(10~80)	110(65~200)	24.6
自行转运组	529	90(30~240)	175(85~370)	32.5
P		<0.001	<0.001	0.023

3.1.3.7　北京市急性ST段抬高心肌梗死患者转诊现况调查 [25]

入选2006年1月1日到12月31日期间就诊于北京市19家具备急诊经皮冠状动脉介入治疗（PCI）能力的医院（三级医院11家，二级医院8家）的789例[男性610例（77%），女性179例（23%），平均年龄61岁]ST段抬高心肌梗死（STEMI）患者。通过调查问卷及查阅病历收集资料。根据到达研究医院前是否经历转诊，将患者分为转诊组与非转诊组。结果：236例（29.9%）经历过转诊。由3级以下级别医院向3级医院转诊者76.7%（181/236），由3级医院向3级医院转诊者22.9%（54/236）。由非直接PCI中心向直接PCI中心转诊者67.4%（159/236），由直接PCI中心向直接PCI中心转诊者32.6%（77/236）。转诊组与非转诊组两组患者接受任何急诊再灌注、溶栓和直接PCI的比例差异无统计学意义。两组院内和院前延迟比较见表3-1-3（13），住院期间不良心脏血管事件发生率及死亡率两组间差异无统计学意义。

表3-1-3（13）北京市急性ST段抬高心肌梗死患者转诊情况与延迟时间比较[分钟，50%（25%～75%）]*

项目	转诊组(n=236)	非转诊组(n=553)	P
院内延迟			
进门—心电图时间	5(4~10)	7(5~15)	0.027
进门—决定再灌注时间	47(20~91)	60(32~100)	0.002
进门—溶栓时间	82(55~139)	80(53~125)	0.738
进门—球囊扩张时间	132(90~180)	135(100~184)	0.473
发病—球囊扩张时间	397(280~555)	246(180~360)	<0.001
院前延迟	255(122~418)	155(70~245)	<0.001

*该研究为基金项目：北京市科技计划重点项目[京科技发（2005）593。

该研究提示：北京市急性STEMI患者的转诊情况复杂，转诊对近期预后无影响，有必要建立规范的STEMI转诊网络。

3.1.3.8　不稳定心绞痛患者置入紫杉醇洗脱支架与雷帕霉素洗脱支架的不同的近、远端边缘效应：系统血管内超声分析 [26]

2005年5月12日到2007年1月24日，中国9个医学中心参加的随机的头对头临床试验研究，入选不稳定心绞痛且冠状动脉造影显示单支血管原发病变的患者255例，随机分入雷帕霉素洗脱支架（SES）组（129例，平均年龄58岁，男性72%）与紫杉醇洗脱支架（PES）组（126例，平均年龄59岁，男性74%）。系统容积型血管内超声（IVUS）成像于支架置入后即刻及随访8个月时完成，分析支架近、远端5mm内边缘血管节段。结果：两组基线特征相似。8个月时临床随访完成100%，IVUS随访完成85.8%。支架近、远端5mm内边缘血管节段平均变化分别见表3－1－3（14）、表3－1－3（15）。支架近、远端5mm内边缘血管节段的亚节段分析显示：小的管腔面积的改变，在支架近端边缘，两组均局限于近支架的2mm处；在支架远端边缘，PES组局限于支架边缘处0mm处，SES组局限于近支架1mm处。

该研究提示：两组显示负的边缘效应重构。抑制支架近端边缘近支架1mm内节段版块增生，PES不及SES。

表3－1－3（14）支架近端5mm内边缘血管节段平均变化

项目	SES 组（n=112）	PES 组（107）	P
血管面积（mm^2）			
PCI 结束后即刻	19.37±5.14	20.04±5.22	0.74
随访时	18.39±4.73	18.39±4.81	0.99
P 值	0.002	<0.001	
变化的%	-4.76±0.79	-11.23±0.70	<0.001
管腔面积（mm^2）			
PCI 结束后即刻	11.83±3.82	11.10±3.12	0.50
随访时	11.52±3.04	9.92±2.59	<0.001
P 值	0.34	<0.001	
变化的%	-2.67±0.58	-9.63±0.57	<0.001
斑块面积（mm^2）			
PCI 结束后即刻	7.54±2.39	7.64±2.66	0.85
随访时	7.18±2.24	8.42±2.67	<0.001
P 值	0.29	<0.001	
变化的%	-0.48±0.36	9.21±0.63	<0.001
随访时近端边缘[例（%）]			
再狭窄	6(5.0)	25(20.0)	0.001
靶病变血运重建	1(1.0)	11(9.0)	0.03

表3-1-3（15）支架远端5mm内边缘血管节段平均变化

项目	SES组（n=112）	PES 组（107）	P
血管面积（mm^2）			
PCI 结束后即刻	11.40±3.43	11.43±3.48	0.97
随访时	11.33±3.36	11.34±3.19	0.99
P 值	0.75	0.93	
变化的%	-0.61±0.20	-0.79±0.33	0.88
管腔面积（mm^2）			
PCI 结束后即刻	7.22±2.22	7.71±2.81	0.54
随访时	7.18±2.00	6.66±2.29	<0.001
P 值	0.91	<0.001	
变化的%	-0.55±0.19	-13.62±3.52	<0.001
斑块面积（mm^2）			
PCI 结束后即刻	4.27±1.81	4.33±1.86	0.79
随访时	4.35±1.60	4.66±1.43	0.02
P 值	0.72	0.02	
变化的%	-1.87±0.81	7.62±2.31	<0.001
随访时远端边缘[例（%）]			
再狭窄	3(2.3)	7(5.6)	0.83
靶病变血运重建	0(0)	2(2.0)	0.94

3.1.4 冠心病一级与二级预防

3.1.4.1 中国门诊冠心病患者他汀治疗情况：中国胆固醇教育计划[27]

2006年1月到2007年1月，中国6个城市52个医学中心参加的观察性研究：中国胆固醇教育计划，入选4 778例门诊冠心病患者，调查患者基线特征、血脂水平、他汀干预及低密度胆固醇脂蛋白（LDL-C)水平。患者分为两组：高危组（具有冠心病等同危险因素，包括非冠状动脉疾病的动脉粥样硬化疾病或糖尿病），很高危组[冠心病+（1）多个主要危险因素，特别是糖尿病，(2）严重和/或难控制的危险因素，如持续吸烟，（3）代谢综合征的多个危险因素，(4）急性冠脉综合征（ACS）]。结果，患者基线特征见表3-1-4（1)，基线药物治疗见表3-1-4（2），调脂药物剂量见表3-1-4（3)，基线血脂水平见表3-1-4（4)，他汀干预后LDL-C水平见表3-1-4（5）。

表3-1-4（1）门诊冠心病患者基线特征及性别比较

项目	合计（n=4 778）	男性（n=3 059）	女性（n=1 719）	P
年龄（岁）	64±11	63±11	66±10	<0.001
BMI（kg/m^2）	24.6±3.1	24.6±2.9	24.7±3.4	0.160
SBP（mmHg）	132±18	131±18	134±18	<0..01
DBP（mmHg）	79±11	78±11	79±11	0.224
吸烟状态（%）（从未/从前/现在）	61.2/21.9/16.9	42.9/32.5/24.6	93.5/3.2/3.3	<0.001
现患疾病（%）				
高血压	68.9	64.8	76.2	<0.001
糖尿病	22.7	21.2	25.3	0.001
卒中	10.7	10.2	11.5	0.170
外周动脉疾病	12.5	11.7	14.0	0.021
非冠状动脉的动脉粥样硬化疾病	21.0	19.9	22.8	0.022
血脂异常	78.5	76.2	82.6	<0.001
家族病史（%）				
高血压	38.0	36.9	40.0	0.035
糖尿病	14.0	13.6	14.7	0.271
卒中	14.1	14.4	13.6	0.444
冠心病	24.2	23.2	25.9	0.034

表3-1-4（2）门诊冠心病患者基线药物治疗情况及性别比较

药物	合计（n=4 778）	男性（n=3 059）	女性（n=1 719）	P
TLC（%）	82.8	83.0	82.4	0.601
硝酸酯类（%）	69.4	70.6	67.1	0.012
利尿剂（%）	14.5	13.5	16.4	0.006
抗血小板药物（%）	91.2	92.4	89.1	<0.001
β--阻滞剂	63.8	64.6	62.4	0.133
钙拮抗剂	38.9	35.3	45.4	<0.001
ACEI	44.3	47.0	39.6	<0.001
ARB	23.7	22.1	26.6	0.001
他汀	82.2	81.9	82.9	0.367

注：BMI=体重指数；SBP=收缩期血压；DBP=舒张期血压。

表3-1-4（3）门诊冠心病患者调脂药物用量(单位)

他汀药物	男性（n=3059）	女性（n=1719）	合计（4778）	合计（%）
阿他伐他汀	15.9±6.7	16.5±6.4	16.1±6.7	43.8
辛伐他汀	20.6±7.6	22.3±9.7	21.2±8.4	19.5
普伐他汀	19.7±5.0	19.6±5.2	19.6±5.1	11.7
氟伐他汀	38.2±5.7	38.4±5.4	38.3±5.6	4.7
洛伐他汀	26.3±10.4	24.2±10.2	25.7±10.3	1.3

表3-1-4（4）门诊冠心病患者基线血脂水平

血脂	男性（n=3059）	女性（n=1719）	合计（4778）	P
TC (mmol/L)	4.80±1.50	5.21±1.53	4.95±1.52	<0.001
TG (mmol/L)	1.84±1.04	1.95±1.10	1.88±1.07	0.001
HDL-C (mmol/L)	1.20±0.44	1.32±0.49	1.24±0.46	<0.001
LDL-C (mmol/L)	2.81±0.95	3.13±1.07	2.93±1.00	<0.001
葡萄糖 (mmol/L)	5.86±2.25	6.13±2.79	5.96±2.46	<0.001

注：TLC=治疗性生活方式改变；ACEI= 血管紧张素转换酶抑制剂；ARB= 血管紧张素II受体阻断剂。

表3-1-4（5）门诊冠心病患者他汀干预后LDL-C水平

危险分组	LDL-C 水平（mmol/L）	总达标率（%）	男性（%）	女性（%）	P
高危组（n=1171）	<1.82		14.7	5.7	<0.001
（LDL-C 3.06±1.08mmol/L）	1.82~2.6	36.2	30.8	22.8	<0.001
	≥2.6		54.5	71.5	<0.001
很高危组（n=3607）	<1.82		11.9	9.0	<0.001
（LDL-C2.89±0.97mmol/L）	1.82~2.6	10.9	33.9	26.1	<0.001
	≥2.6		54.2	64.9	<0.001

注：TC= 总胆固醇；TG =总甘油三酯；HDL-C= 高密度脂蛋白胆固醇；LDL-C= 低密度脂蛋白胆固醇。

该研究提示：尽管门诊冠心病患者接受很高比率的他汀治疗，但达标率低。门诊患者特别是女性患者他汀干预治疗的临床实践与现行指南仍然有差距。

3.1.4.2　中国冠心病二级预防研究中血脂康对既往心肌梗死合并高血压患者冠状动脉事件的影响 [28]

本研究是对1996年11月到2000年12月中国19个省市65家医院参加的大规模随机双

盲安慰剂对照、平行的、多中心临床试验研究—中国冠心病二级预防研究（CCSPS）的亚组研究。入选既往患过心肌梗死合并高血压的患者2 704例，按1：1 比例随机分入血脂康（0.6g 每日两次）治疗组（1 363例）与安慰剂组（1 341例），随访平均4.5年，观察终点为：一级终点—再发冠状动脉事件，二级终点—全因死亡率及其他临床事件，包括副作用。结果，血脂康组与安慰剂组间基线特征差异无统计学显著性。血脂康治疗后血脂水平变化见表3–1–4（6），冠状动脉事件及其他临床事件见表3–1–4（7），心肌梗死合并高血压患者与未合并高血压患者的临床事件比较见表3–1–4（8），临床副作用罕见且血脂康治疗组与安慰剂组间差异无统计学显著性。

表3–1–4（6）心肌梗死患者血脂康治疗后血脂水平变化

血脂水平（mg/dL）	安慰剂组（n=1341）	血脂康组（n=1363）	P
总胆固醇			
基线	208.1±25.8	207.6±26.1	0.59
治疗后	203.1±37.2	185.0±34.1	<0.001
甘油三酯			
基线	166.0±75.7	164.8±76.1	0.68
治疗后	156.8±82.9	146.0±76.6	0.00
高密度脂蛋白胆固醇			
基线	45.9±14.4	45.9±14.5	0.89
治疗后	47.0±12.8	48.0±13.0	0.06
低密度脂蛋白胆固醇			
基线	129.4±28.9	129.2±28.2	0.89
治疗后	125.1±35.9	107.4±32.2	<0.001

表3–1–4（7）血脂康治疗组与安慰剂组冠状动脉事件及其他临床事件比较

事件	安慰剂组（1341 例）[例（%）]	血脂康组（1363 例）[例（%）]	组间差（%）	P
冠心病事件	160(11.9)	91(6.7)	-43.0	0.02
非致命性 MI	73(5.4)	30(2.2)	-59.6	<0.001
致命性 MI	18(1.3)	13(1.0)	-29.2	0.34
冠心病死亡总计	87(6.5)	61(4.5)	-30.0	0.001
其它临床事件	155(11.6)	108(7.9)	-31.5	0.00
卒中总计	68(5.1)	47(3.5)	-32.0	0.06
癌症总计	30(2.2)	17(1.3)	-44.2	0.06
PCI/CABG	57(4.3)	44(3.2)	-24.0	0.19
其它心血管死亡	2(0.2)	1(0.1)	-53.3	0.63
死亡总计	124(9.3)	81(5.9)	-35.8	0.001

表3-1-4（8）心肌梗死合并高血压患者与未合并高血压患者的临床事件比较

事件与组别	事件（%）		RR （95%CI）	P	NNT
	安慰剂组	血脂康组			
冠心病事件					
合并高血压组	11.9	6.7	0.68(0.48～0.97)	<0.01	19
未合并高血压组	8.5	4.5	0.48(0.37～0.65)	<0.01	25
冠心病死亡					
合并高血压组	6.5	4.5	0.61(0.41～0.80)	<0.01	50
未合并高血压组	4.3	2.9	0.66(0.40～0.91)	<0.05	71
全因死亡					
合并高血压组	9.3	5.9	0.65(0.42～0.77)	<0.01	30
未合并高血压组	5.9	4.2	0.62(0.39～0.95)	<0.05	59

注：NNT=需要治疗数目。

该研究提示：血脂康治疗中国既往心肌梗死合并高血压患者显著减少心血管病事件及死亡。

3.2 脑卒中

3.2.1 脑卒中流行趋势

天津脑卒中死亡率[29,30]

天津市的调查统计了1999～2004年间全部死亡人数为342 988例，每一年的死亡人数分别为为54 494例、59 575例、56 111例、56 659例、59 068例、57 081例。脑血管病在各种死因中排名第一（表3–2–1（1））。脑血管病死亡人数占全部死亡人数的25%。作者又统计了1999至2006年间卒中死亡率，卒中亚型及年龄、性别、城乡的分布情况（表3–2–1（2）～（4））。

表3-2-1（1）天津市1999～2004年间前三位死因

排序	死 因（%）						
	1999	2000	2001	2002	2003	2004	合计
1	脑血管病（26）	脑血管病（26）	脑血管病（26）	心血管病（24）	心血管病（25）	心血管病（25）	脑血管病（25）
2	心血管病（25）	心血管病（24）	心血管病（24）	脑血管病（23）	脑血管病（23）	脑血管病（24）	心血管病（24）
3	恶性肿瘤（19）	恶性肿瘤（19）	恶性肿瘤（20）	恶性肿瘤（21）	恶性肿瘤（20）	恶性肿瘤（21）	恶性肿瘤（20）

表3-2-1（2）天津市1999～2006年间不同性别的卒中死亡率（1/100 000）

年	天津人口	男		女		总计	
		粗率	标化死亡率	粗率	标化死亡率	粗率	标化死亡率
1999	9 101 712	157.91	157.74	119.78	109.31	139.04	133.52
2000	9 120 007	163.29	158.52	123.75	108.86	143.72	133.69
2001	9 139 761	160.42	149.59	127.06	107.68	143.90	128.63
2002	9 190 530	154.09	137.28	116.70	94.29	135.57	115.78
2003	9 321 629	157.21	134.10	120.21	92.81	138.88	113.46
2004	9 325 493	153.95	126.52	116.24	86.29	135.27	106.41
2005	9 393 051	156.03	123.80	125.22	89.23	140.76	106.52
2006	9 488 942	138.77	120.17	111.64	84.87	125.27	102.52

表3-2-1（3）天津市1999～2004年间各种卒中亚型占总卒中死亡率的比例（%）

年	脑梗塞	脑出血	蛛网膜下腔出血	未明	总计
1999	40.64	54.59	0.44	4.33	100
2000	42.39	52.28	0.45	4.89	100
2001	45.17	50.22	0.61	4.00	100
2002	51.13	46.48	0.72	1.67	100
2003	52.51	45.44	0.55	1.51	100
2004	51.68	46.08	0.76	1.49	100
2005	51.92	42.64	0.59	4.84	100
2006	57.31	41.06	0.57	1.07	100

表3-2-1（4）天津市1999～2004年间各种卒中亚型占总卒中死亡率比例的城乡分布

年	脑梗塞		脑出血		蛛网膜下腔出血		未明		总计	
	城市	郊区	城市	郊区	城市	郊区	城市	郊区	城市	郊区
1999	48.28	32.14	47.33	62.67	0.71	0.15	3.69	5.04	100	100
2000	49.04	35.44	45.81	59.03	0.66	0.23	4.49	5.30	100	100
2001	54.20	34.79	41.03	60.78	0.85	0.33	3.92	4.11	100	100
2002	61.94	38.92	36.26	58.03	0.86	0.55	0.94	2.50	100	100
2003	62.37	40.70	35.75	57.04	0.86	0.17	1.02	2.09	100	100
2004	61.09	42.11	36.55	55.77	1.25	0.26	1.12	1.86	100	100
2005	64.89	40.10	33.17	51.28	1.08	0.15	0.86	8.47	100	100
2006	66.65	49.03	30.76	50.18	1.12	0.07	1.47	0.72	100	100
All	58.39	39.31	38.48	56.65	0.92	0.23	2.22	3.81	100	100

3.2.2 代谢综合征与脑卒中的关系 [31]

调查重庆6个社区的2 173名无脑卒中病史的45岁及以上居民。发现女性的代谢综合征患病率高于男性(26% vs. 19%)。随访5年，有代谢综合征的卒中事件的生存率是94.2%，无代谢综合征的卒中事件的生存率是96.9%。随着代谢综合征组分的增加，生存率也下降。无代谢综合征的居民，生存率是99.6%；有4～5种代谢综合征组分者，生存率是90.1%。

3.2.3 脑卒中一级二级预防

3.2.3.1 降压治疗

中国脑卒中患者脑血管病后降压治疗可以预防脑卒中再发。2009年报道的PATS研究 [32] ，采取双盲、安慰剂对照的试验方法，将卒中患者随机分入对照组（n=2825）和干预组（吲达帕胺2.5mg/d,n=2840）。入组患者平均收缩压和舒张压分别为153.8 mm Hg和92.8mmHg。发现在随访中期（第2年），干预组收缩压/舒张压较对照组平均下降了6.8/3.3mmHg。干预组总共有143例再发脑卒中，对照组为219例（干预组HR=0.69；95%CI：0.54～0.89；P<0.001）。干预组有199例发生心血管病事件，对照组为258例（HR=0.75；95%CI：0.62～0.89；P=0.002）。说明降压治疗可以降低中国人脑血管病患者再发脑卒中和心血管病事件（图3-2-3（1），(2)）。

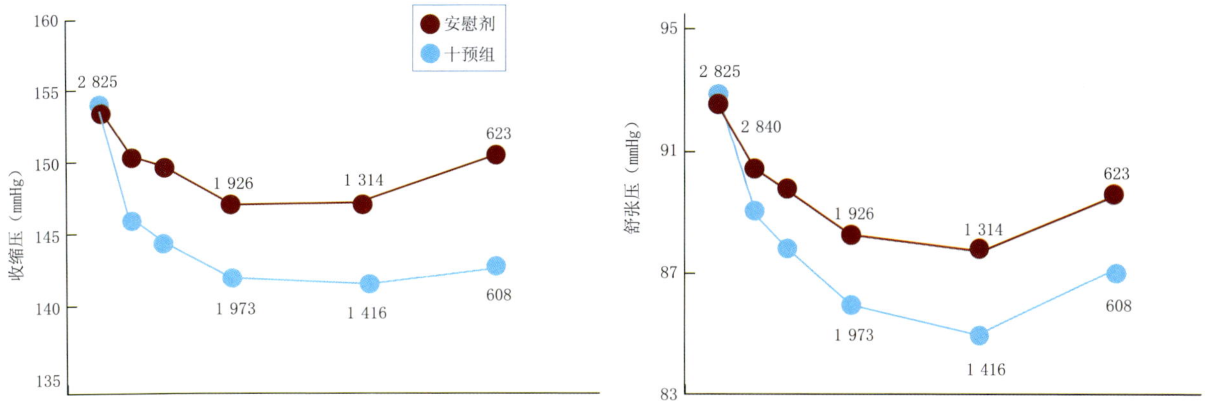

图 3-2-3（1） 不同组别收缩压和舒张压随时间变化

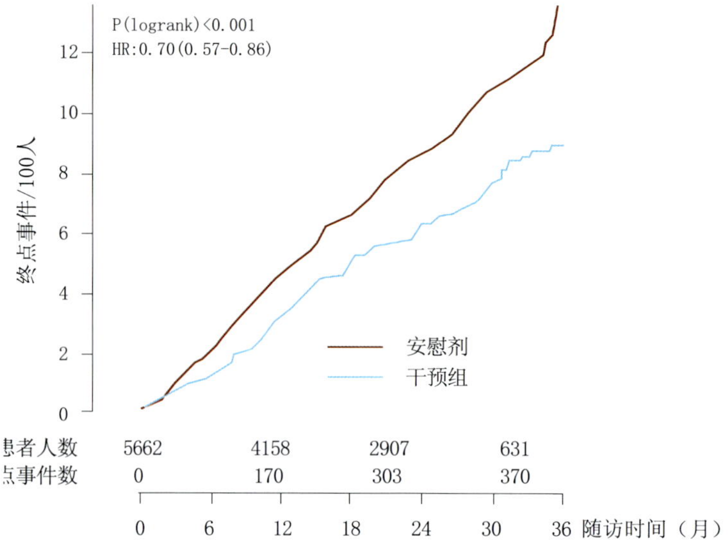

图3-2-3（2） 不同组别致死和非致死性脑卒中累积发生率

3.2.3.2 抗血小板治疗

一项多中心、前瞻性登记研究[33]，入组了全国23家医院的1 951名脑卒中后1～6个月的成年患者，进行12个月的随访。证实抗血小板治疗可以减少全因死亡率和复发性脑血管事件。

表3-2-3 接受和不接受抗血小板治疗的脑卒中患者的全因死亡率和复发性脑血管事件

临床结局	抗血小板治疗		
	是 n（每100人年）	否 n（每100人年）	总数 n（每100人年）
死亡	27 (1.56)	13 (3.26)	40 (1.88)
初次卒中	8 (0.46)	4 (1.00)	12 (0.56)
复发卒中	11 (0.64)	4 (1.00)	15 (0.71)
急性心梗	6 (0.35)	2 (0.50)	8 (0.38)
其他心血管事件	2 (0.12)	2 (0.50)	4 (0.19)
恶性肿瘤	0 (0)	1 (0.25)	1 (0.05)
复发性非致死性脑血管事件	55 (3.19)	20 (5.02)	75 (3.53)
短暂性脑缺血发作	11 (0.64)	4 (1.00)	15 (0.71)
缺血性卒中	40 (2.32)	16 (4.02)	56 (2.64)
出血性卒中	4 (0.23)	0 (0)	4 (0.19)

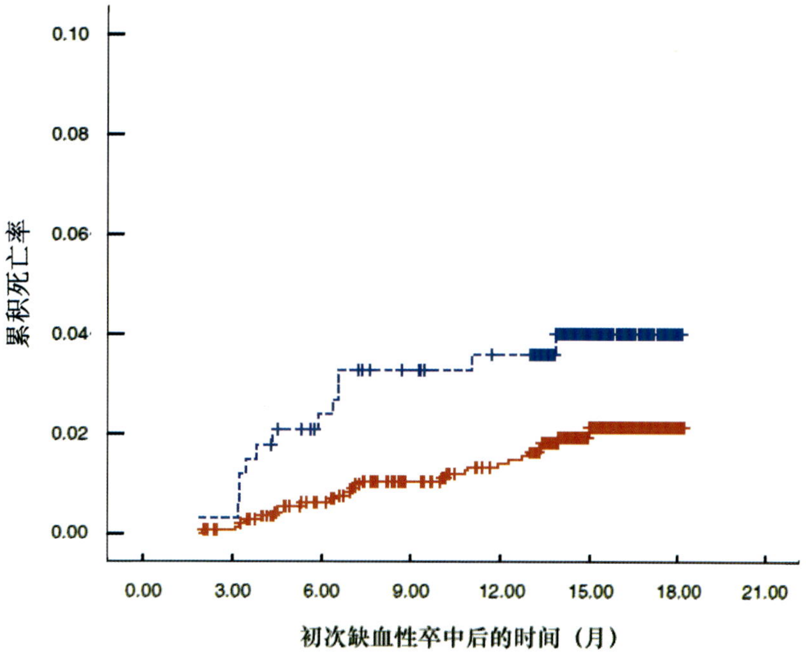

图3-2-3（3）脑卒中患者累积全因死亡率Kaplan-Meier曲线
（红色为接受抗血小板治疗者，蓝色为未接受抗血小板治疗者）

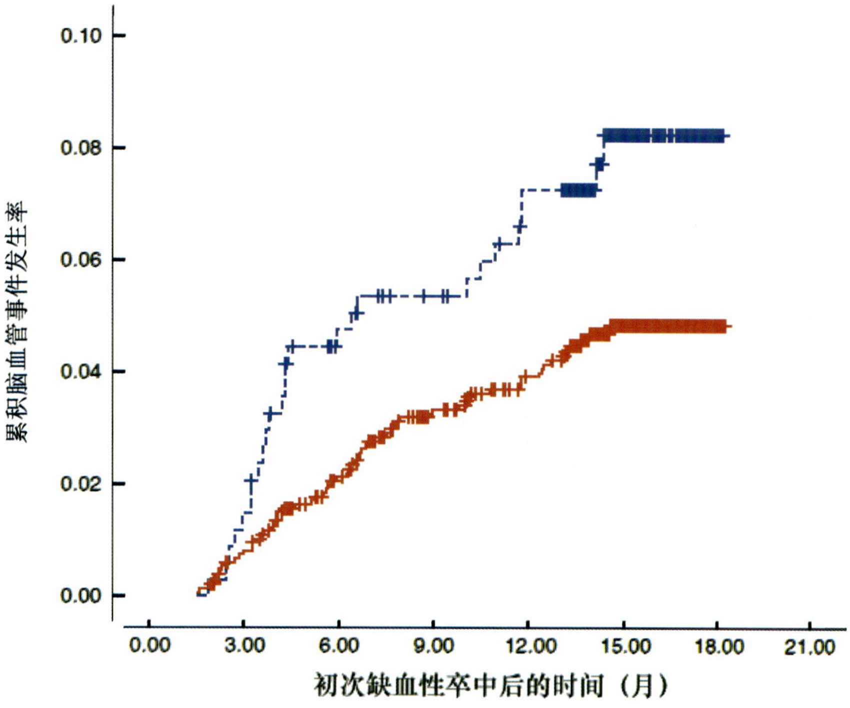

图3-2-3（4） 脑卒中患者累积复发性脑血管事件发生率Kaplan-Meier曲线
（红色为接受抗血小板治疗者，蓝色为未接受抗血小板治疗者）

3.2.3.3 溶栓治疗[34]

2006年调查北京市124家二级及以上医院rtPA和尿激酶溶栓资源。发现50%的医院能提供静脉尿激酶/rt-PA治疗，92.6%的医院能进行头CT检查。8(7.4%)家医院有专门的卒中单元，106(98.1%)家医院有急诊。能提供尿激酶/rt-PA治疗和不能提供尿激酶/rt-PA治疗的医院之间，在脑卒中治疗资源上差异巨大：CT(100%vs85.2%；P=0.01)，CTA(46.3%vs22.2%；P=0.014)，MRI(66.7%vs22.2%；P<0.001)，MRA(57.4%vs20.4%；P<0.001)，DWI(48.1%vs9.3%；P<0.001)，PWI (31.5%vs 5.6%；P=0.001)，DSA(63.0%vs25.9%；P<0.001)，神经内科医生(100%vs 79.6%；P=0.001)，神经外科医生(75.9% vs 44.4%；P=0.002)，颈动脉支架(33.3% vs 5.6%；P <0 .001)，卒中单元(14.8%vs0%；P=0.01)。说明北京市的脑卒中溶栓资源仍显不足，需要合理配置。

3.3 高血压　见本书《第二部分 心血管病危险因素》

3.4 慢性肾脏病（CKD）

3.4.1 CKD流行病学研究

3.4.1.1 CKD患病率调查

来自广州6个城区6 311名，年龄大于20岁居民的调查显示，校正年龄和性别后，白蛋白尿、血尿和肾功能下降（eGFR）的患病率分别为6.6%（95%可信区间5.5%～7.6%），3.8%（95%可信区间3.4%～4.3%）和3.2%（95%可信区间2.4%～3.3%)。约12.1%的调查人口有至少一项肾损伤的指标。年龄、糖尿病、高血压、中心性肥胖、高脂血症及使用肾毒性药物是白蛋白尿的独立危险因素；高尿酸血症，年龄，性别，高血压及使用肾毒性药物与eGFR下降独立相关；女性与血尿独立相关。而上述人群对自身肾脏损伤情况的知晓率仅有9.6%[35]。

在上海进行的一项基于社区人群关于CKD的患病率，知晓率及危险因素的研究显示，在2 596名随机从社区人群中抽取的调查对象中，2 554名知情同意后进入研究。其中，白蛋白尿和血尿的检出率分别为6.3%和1.2%。5.8%的受检人群发现有肾功能的下降。11.8%的人至少有一项肾损伤的指标。而CKD的知晓率仅有8.2%。Logistic回归分析显示，年龄、中心性肥胖、高血压、糖尿病、贫血、高尿酸血症和肾结石与上述人群CKD的发生相关[36]。

3.4.1.2 终末期肾病（ESRD）患病率及发病率调查

来自中国血液净化协会（Chinese Society of Blood Purification，CSBP）的调查显示，31个省市地区中有27个提供了资料。2007年底，共有65 074名ESRD患者接受血透或腹透治疗；到2008年底，接受血透或腹透治疗的患者数目增长到102 863。导致ESRD的原发病分别为慢性肾小球肾炎（45%），糖尿病(19%)，高血压(13%),多囊肾(2%)，及其它和原因未明者(20%)。导致ESRD患者死亡的主要原因依次为心血管并发症（31.0%），中风(20.3%)，感染(19.9%)及其他（28.8%）[37]。

3.4.2 慢性肾脏病患者心血管危险因素的评估

CKD与心血管病(Cardiovascular disease,CVD)两者关系密切。CKD患者易出现CVD的合并症，是CVD的高危因素；而CVD又是影响CKD患者预后的重要因素。

3.4.2.1 CKD患者高血压知晓率、治疗率和控制率的研究

高血压是CKD患者常见并发症。对中国非透析高血压CKD患者进行的两次横断面全国性调查显示，与1999～2000年第一次调查相比（共1 328人），2004～2005年进行的第二次调查（共1 244人）显示高血压的知晓率（87.2% 比 75.7%， $p<0.001$）及治疗率（85.9% 比 80.4%，$p<0.001$）均显著提高。高血压控制率如按常规标准（<140/90mmHg）判断有显著提高(87.2% 比 75.7%，$P<0.001$)；如按CKD患者130/80mmHg的标准判断，差异无统计学意义（7.7% 比 5.9%，$P=0.075$）。女性，高eGFR，在地区医院治疗，知晓高血压及联合治疗是影响高血压控制率的独立危险因素。未认识到治疗的必要性是患者未接受治疗的首要原因[38]。

3.4.2.2 CKD患者心血管疾病患病率调查

来自上海单中心的研究显示，在602例CKD患者中，CVD患病率随CKD的进展逐渐增高，CKD 1、2、3、4、5期分别为5.13 %、17.24 %、27.86 %、26.92 %和47.49 %（ P 值均<0.01)。其中，左室肥厚（LVH）的患病率（25.58%）显著高于冠状动脉疾病（CAD）（8.64%）和充血性心力衰竭（CHF）（12.96%）。且随CKD的进展，CAD、LVH、CHF的患病率均逐渐提高(P值均<0. 01) [39]。

3.5 心血管外科

3.5.1 中国心脏外科手术量

中国大陆2009年心脏外科手术总量为157 444例；其中体外循环手术量为128 358例。近7年来，中国大陆心脏外科年手术量逐年递增，详见表3-5-1,图3-5-1。

表3-5-1 中国大陆心脏外科手术量及心脏、心肺移植量[40]

地区	省市	2008年		2009年		2009年移植量	
		总数	体外手术	总数	体外手术	心脏	心肺联合
华北	北京	17 876	12 467	20 608	13 797	54	0
	天津	3 886	2 740	3 611	2 189	7	1
	河北省	4 855	3 859	5 540	4 352		
	山西省	1 763	1 422	1 760	1 376		
	内蒙古	1 102	972	1 062	840		
东北	黑龙江	2 787	2 373	3 100	2 364		
	吉林省	2 266	1 632	2 185	1 750		
	辽宁省	3 493	2 521	4 015	2 946		
华东	上海	11 968	10 151	13 375	11 382	21	0
	山东省	9 501	7 615	10 554	8 251		
	江苏省	8 254	7 135	8 330	7 446		
	浙江省	4 143	3 719	4 743	4 015		
华中	湖北省	7 186	6 639	8 756	7 893		
	湖南省	5 502	4 983	5 855	5 327		
	江西省	2 479	2 261	2 470	2 230		
	河南省	10 030	8 834	11 143	9 546		
	安徽省	3 080	2 871	3 065	2 834		
华南	广东省	10 379	9 118	11 757	10 368	4	2
	广西	4 235	3 865	3 302	2 892	7	0
	福建省	4 807	3 712	4 912	3 726	17	0
	海南省	505	435	630	560		
西北	陕西省	6 706	5 289	7 224	5 458	2	0
	甘肃省	2 327	1 785	2 321	1 804		
	青海省	474	263	604	458		
	宁夏	732	475	698	394		
	新疆	2 869	2 184	2 947	2 207		
西南	重庆	3 571	3 294	3 825	3 550		
	四川省	4 626	4 215	5 343	4 838		
	云南省	2 117	2 117	2 673	2 484	1	0
	贵州省	1 351	1 215	1 036	1 036		
	西藏						
全国	总计	144 870	120 161	157 444	128 358	113	3

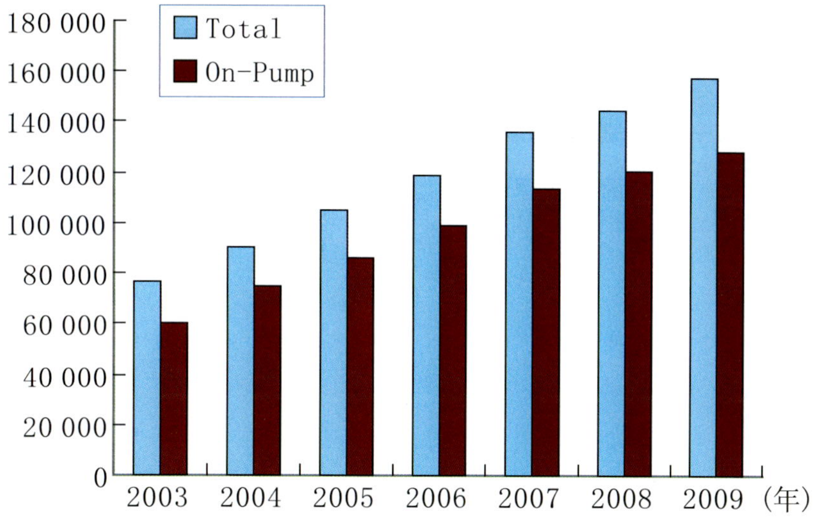

图3-5-1　中国大陆2003～2009年心脏外科手术量

3.5.2 先天性心脏病情况

3.5.2.1 先天性心脏病流行病学调查

北京调查了2007年1月1日至2007年12月31日间，所有北京出生的84 062名人口中的先天性心脏病患病情况[41]。

(1) 先天性心脏病患病率

表3-5-2(1) 北京先天性心脏病患病率

	所有出生人口	死胎 死产儿	新生活产儿
调查总数	84 062	770	83 292
患病人数	686	130	556
患病率（‰）	8 .2	168.8	6.7

(2) 先天性心脏病构成情况

居新生活产儿前三位的先天性心脏病分别是：室间隔缺损（34%）、动脉导管未闭（23.7%）、房间隔缺损（10.8%）。而在死胎死产儿中居前三位的是：房室间隔缺损（17.7%）、室间隔缺损（14.6%）和法洛四联症（13.8%）。

3-5-2(2) 北京先天性心脏病流行病学调查中各类先天性心脏病构成比(%)

先心病种类	所有出生儿	死胎死产儿	新生活产儿	先心病种类	所有出生儿	死胎死产	活产儿
室间隔缺损	30.3	14.6	34.0	共同动脉干	1.6	2.3	1.4
动脉导管未闭	19.2	0	23.7	主动脉瓣狭窄	1.5	0.8	1.6
房间隔缺损	8.7	0	10.8	肺动脉闭锁	1.2	3.1	0.7
肺动脉狭窄	8.0	3.1	9.2	三尖瓣闭锁	0.7	3.1	0.2
法洛四联症	6.4	13.8	4.7	左心发育不良综合症	0.6	3.1	0
完全大动脉转位	4.7	9.2	3.6	主动脉弓离断	0.4	1.5	0.2
房室间隔缺损	4.4	17.7	1.3	Ebstein畸形	0.3	0	0.4
三尖瓣关闭不全	2.6	3.1	2.5	肿瘤	0.3	0.8	0.2
单心室	2.3	9.2	0.7	完全肺静脉异位引流	0.3	0	0.4
右室双出口	2.2	9.2	0.5	其他畸形	2.5	3.8	2.2
主动脉缩窄	1.7	1.5	1.8				

该调查显示，北京地区法洛四联症发病率较高，在所有先心病的构成比中可占到52.3‰，而左心病变的发病率较低（主动脉缩窄占先心病的14.3‰、主动脉瓣狭窄占先心病的11.9‰），这与西方国家的调查结果有明显区别。Mitchell等的调查中[42]，法洛四联症、主动脉缩窄和主动脉瓣狭窄占先心病的构成比分别为28.5‰、53.5‰和28.5‰。

(3) 产前胎儿超声检查对新生活产儿先天性心脏病患病率的影响

本世纪初开始，北京市开展产前胎儿先天性心脏病筛查。此次调查中，有22.0%（151/686）的病例通过胎儿超声获得产前诊断。而在产前诊断先心病的胎儿中，84.8%（128例）的父母选择了中止妊娠。这比国外报道的平均水平（43%）高很多（$p<0.001$）[43]。

西方国家调查中[44]，死胎/死产儿的先天性心脏病发病率是27.5‰，当时尚无胎儿超声带来中止妊娠的影响。而北京的此次调查中，死胎/死产儿的先天性心脏病发病率达到了168.8‰。

因胎儿超声诊断引发中止妊娠，也是导致了此次调查中总出生人口与新生活产儿间先天性心脏病的发病率出现统计学差异（$p<0.001$）的一个重要原因，产前胎儿超声检查减低了新生活产儿的先天性心脏病发病率。

(4) 先天性心脏病介入治疗[45]

目前全国所有的省市自治区，包括香港、澳门和台湾均已开展先心病的介入治疗。

其中内地共有120余所医院进行该项治疗，绝大多数为三级甲等医院。

根据2008年全国各地先心病介入治疗培训基地申报病例统计，每年能完成13 000余例先天性心脏病介入治疗。其中先心病年介入治疗量>500例的有4所医院，分布于北京、沈阳、西安和广州。完成200～500例的12所；100～199例的17所；70～99例的16所；其余医院每年完成数量均不超过70例。

来自2008年全国心血管病介入论坛18所医院汇总资料显示，截至2008年3月，共完成各类先天性心脏病介入治疗36 072例，总的并发症发生率为1.97%～4.45%，病死率≤0.11%。具体见下表：

表3-5-2(3) 2008年全国心血管病介入论坛先天性心脏病介入治疗资料

项目	例数	成功率(%)
动脉导管未闭封堵术	10 580	94.2～99.4
房间隔缺损封堵术	10 059	94.2～99.4
室间隔缺损封堵术	9 660	88.7～99.7
肺动脉瓣球囊成形术	4 886	
冠状动脉瘘栓塞术	134	
主动脉缩窄	121	
主动脉瓣球囊成形术	103	
体肺侧支栓塞术	103	
肺动静脉瘘栓塞术	96	
卵圆孔未闭封堵术	55	
主动脉窦瘤破裂封堵术	20	
其他	251	
总计	36 072	92.3～99.6

3.5.3 冠状动脉病变的外科治疗

3.5.3.1 冠状动脉旁路移植术（CABG）与药物洗脱支架（DES）在治疗冠状动脉多支病变患者中的远期结果比较

在治疗冠状动脉粥样硬化性心脏病方面，冠状动脉旁路移植术（CABG）和经皮冠状动脉成形术（PCI）一直是彼此竞争、不断发展的两种治疗手段。尤其是药物洗脱支架（DES）的问世，使这种竞争变得更为激烈。但对于多支冠状动脉病变的患者，CABG还是DES治疗更为有利，却一直缺乏明确的对比研究。

阜外医院对比研究[46]2004年4月至2005年12月间，1886例接受CABG治疗与1 834例接受DES治疗的多支血管病变患者，并进行了3年随访。

结果：尽管CABG组患者年龄更大且术前合并症更多，但在术后3年的随访中却显示：DES治疗组有更高的死亡率（调整后危险度1.62，95%可信区间1.07～2.47）和更高的心肌梗死发生率（调整后危险度1.65，95%可信区间1.15～2.44）；DES组随访期间目标血管需要再次血管化治疗的比率也更高；而随访期间脑卒中的发生率在两组中却没有统计学差异。

结论：对于多支病变患者，CABG治疗仍是对患者更有利的选择。

3.5.3.2 冠状动脉旁路移植术住院死亡危险因素分析[47]

中国冠状动脉旁路移植术（CABG）登记研究协作组统计全国32家心脏外科中心2004～2005两年9 247例CABG术结果，通过Logistic多因素回归分析，得出年龄、肾衰史、慢性阻塞性肺病、既往心血管手术、不稳定心绞痛、左心室射血分数、术前危重状态、非择期手术、合并其他手术这9个因素是影响中国病人CABG住院死亡的独立危险因素。结果见表3-5-3。

3-5-3 中国CABG术的独立危险因素

变量	β	P 值	OR:Exp(β)	95% CI
年龄	0.049	<0.001	1.050	1.035～1.065
肾衰	1.143	0.001	3.137	1.608～6.119
慢性阻塞性肺病	0.760	0.018	2.139	1.141～4.010
既往心血管手术	0.776	0.005	2.172	1.260～3.744
不稳定心绞痛	0.266	0.043	1.305	1.009～1.689
LVEF (<0.30, 0.30～0.50, >0.50)	0.498	<0.001	1.646	1.330～2.037
术前危重状态	0.899	<0.001	2.458	1.720～3.513
非择期手术	1.045	<0.001	2.844	2.069～3.909
合并其他手术	0.998	<0.001	2.714	2.055～3.583
常数项	-8.284	<0.001	0.000	-

3.5.4 心脏外科停用抑肽酶前后围术期结果比较

2007年12月19日中国食品及药品监督管理局下令心脏外科术中停用抑肽酶，有学者回顾性分析了停用抑肽酶前、后各6个月的病人资料[48, 49]，结果如下：

所有入选者均在体外循环下行心脏外科手术，年龄大于18岁。2007年6月19日至2007年12月18日的手术者为抑肽酶组（n=1 699），术中均应用抑肽酶；2007年12月19日至2008年6月18日的手术者为对照组（n=2 225），术中均不使用抑肽酶。比较两组患者的围术期情况，结果见表3-5-4。

表3-5-4　使用抑肽酶与不用抑肽酶心脏手术围术期结果比较

指标	抑肽酶组（1699 例）	对照组(2225 例）	*P* 值
出血量（ml）			
术后当日	402.5±267.3	628.1±378.2	< 0.001
术后第 1 天	212.8±209.8	246.4±231.7	< 0.001
输血			
血浆（ml）	317.0±746.0	400.5±724.2	< 0.001
红细胞（U）	2.6±5.8	3.2±5.6	0.002
因出血二次开胸（例，%）	34 (2.0)	83 (3.7)	0.002
住院死亡（例，%）	9 (0.5)	23 (1.0)	0.08
肾功能			
急性肾衰	21 (1.2)	22 (1.0)	0.46
肾功能不全	28 (1.6)	23 (1.0)	0.09
低心输出量综合征	327 (19.2)	467 (21.0)	0.18
术后 IABP（例，%）	13 (0.6)	22 (1.0)	0.46
神经系统并发症（例，%）	38 (2.2)	47 (2.1)	0.79
肺部并发症（例，%）			
延迟拔管	149 (8.8)	239 (10.7)	0.04
再次气管插管	10 (0.6)	23 (1.0)	0.13
严重肺部感染	16 (0.9)	19 (0.9)	0.77
ICU 驻留时间（小时）	55.8±84.4	53.8±74.4	0.44
使用呼吸机时间（小时）	18.9±45.0	22.2±53.6	0.04
动脉血气 PaO_2/FiO_2	535.2±221.2	505.8±214.8	< 0.001

注：IABP 主动脉内球囊反搏

非随机的观察性研究提示：心脏外科手术中使用抑肽酶可以明显降低术后出血量、输血量及因出血二次开胸的发生率，并对术后肺功能有一定的保护作用，且不增加围术期病死率和重大并发症的发生率。在国内乃至整个亚洲心脏外科病人中是否应该停用抑肽酶还需要进一步研究。

3.6 外周血管病

外周动脉疾病（Peripheral Arterial Disease，PAD）指冠状动脉和颅内动脉以外其他动脉的疾病。本报告仅涉及下肢动脉硬化性疾病（Lower Extremity Arteriosclerosis Disease，LEAD）和颈动脉硬化性疾病（Carodid Arteriosclerosis Disease,CAD）。

3.6.1 下肢动脉硬化性疾病(LEAD)

3.6.1.1 LEAD的患病率情况

LEAD是中老年人常见的临床综合征，许多流行病学研究对其患病率进行了调查，所采用的诊断方法包括间歇跛行问卷表（Rose Claudication Questionnaire,RCQ）、踝肱指数（Ankle-Brachial Index,ABI）及脉搏波传导速度等无创方法。结果显示，LEAD的患病率取决于被调查对象的年龄、危险因素及基础疾病。国内LEAD的有关流行病学调查结果见表3-6-1（1）。表中LEAD的诊断方法均为ABI<0.90。

表3-6-1（1）我国LEAD患病率的流行病学调查结果

人群	调查发表年份	调查人数	年龄（岁）	患病率（%）	
				男性	女性
浙江舟山渔民[50]	（2005年）	2 668	35~	3.0	1.2
MUCA 研究人群[51]	（2007年）	18 140	35~	5.4	9.3
北京万寿路地区老年居民[52,53]	(2003年)	2 124	60~95	12.7	18.1
糖尿病患者[54]	（2007年）	1 347	50~	18.3	20.4
代谢综合征人群[55]	（2006年）	2 115	32~91	21.7	23.4
高血压人群[56]		3 047	>50	27.5	
社区自然人群[57]	（2009年）	21 152	18~	1.8	4.3

MUCA：中国心血管病流行病学多中心合作研究

上述文献显示，LEAD的患病率根据研究人群的不同有较大区别。如在浙江舟山渔民为2.1%,北京35岁以上自然人群为6.0%,国内多地区自然人群调查为2%～4%，北京60岁以上老年人群为16.4%，糖尿病人群为19.4%，代谢综合征人群为22.5%，高血压人群为27.5%。 但相似的是LEAD的患病率随增龄而增高，女性患病率高于男性。

3.6.1.2 LEAD的相关危险因素

流行病学调查资料显示，LEAD的患病率随着老龄化与动脉粥样硬化危险因素增多而增加。LEAD的主要病因是动脉粥样硬化，致动脉粥样硬化的危险因素如吸烟、糖尿病、血脂紊乱、高血压、高同型半胱氨酸血症均增加LEAD患病的危险性。北京地区流行病学调查的多元回归分析资料显示，LEAD的发生和严重程度与年龄、吸烟、糖尿病病程、血糖稳定程度、高收缩压、高胆固醇及高LDL-C呈正相关[58, 59]。30%的脑血管病患者、25%的缺血性心脏病患者并存LEAD[60, 61]。因此，LEAD是动脉硬化全身性疾病的重要窗口，其早期检出与治疗对全身性动脉硬化疾病诊治有重要价值。

3.6.1.3 LEAD对死亡率的影响

LEAD患者的死亡率明显高于同龄的非LEAD患者，且随ABI的减低逐步增高。研究报告[62]3 210例动脉硬化高危人群不同ABI分级3年随访的死亡率比较见表3−6−1(2)。其中ABI≤0.4组与1.0～1.4组比较，全因死亡率增加3倍（95%CI 1.936～4.979），心血管死亡率增加5倍（95%CI 2.740～8.388）。

表3−6−1（2）动脉硬化高危人群不同ABI分级3年随访的死亡率(%)比较

死亡率	ABI≤0.4	0.41～0.9	0.91～0.99	1.0～1.4	总体	p值
全因死亡率	37.7	24.4	13.2	12.1	15.7	<0.001
心血管死亡率	27.5	14.5	8.1	6.3	8.9	<0.001

3.6.2 颈动脉硬化性疾病

颈动脉硬化性疾病也是中老年人常见的临床综合征，部分流行病学研究对其患病率进行了调查，所采用的诊断方法包括颈动脉超声检查粥样硬化斑块检出率和颈动脉内中膜厚度（IMT）。结果显示颈动脉硬化性疾病的患病率同样取决于被调查对象的年龄、危险因素及基础疾病。

我国中美协作研究队列中的石景山人群和多省市队列中的北京大学社区人群横断面调查显示，在年龄43～81岁的2 681人中经超声检查颈动脉斑块的检出率为60.3%（男性66.7%，女性56.2%）；颈动脉斑块的分布主要在颈动脉膨大部（占55.4%），详见表3−6−2（1）。多因素分析结果：男女两组IMT均随血压、血糖、低密度脂蛋白胆固醇（LDL−C）水平的增加而增加，与无危险因素者相比，高血压、糖尿病、吸烟和高LDL−C血症者斑块检出率明显增高。此项调查显示我国中老年人群颈动脉粥样硬化普遍存在，且与多个心血管危险因素相关[63]。

表3-6-2（1）北京地区中老年人群颈动脉斑块患病率

项 目	例（%）	劲动脉斑块患病率（%）			
		劲总动脉	膨大部	劲内动脉	劲动脉
男性					
＜55 岁	237(9.2)	7.1	46.9	15.5	53.1
55～59 岁	121(4.7)	12.0	56.0	13.6	62.4
60～64 岁	170(6.6)	24.0	58.7	23.5	63.1
65～69 岁	168(6.6)	21.8	62.6	26.3	68.7
70～74 岁	204(8.0)	32.1	72.0	33.9	78.9
≥75 岁	102(4.0)	32.4	78.8	38.9	79.6
合计	1 002(39.1)	20.9	61.2	24.7	66.7
X2 值(趋势检验)		54.773*	40.235*	38.704*	42.820*
女性					
＜55 岁	360(14.0)	3.0	28.6	5.7	32.4
55～59 岁	177(6.9)	6.1	38.7	7.7	45.3
60～64 岁	410(16.0)	10.9	50.0	11.8	53.9
65～69 岁	295(11.5)	20.7	64.3	14.8	69.2
70～74 岁	217(8.5)	23.4	73.0	18.9	77.9
≥75 岁	103（4.0）	36.2	79.0	22.9	83.8
合计	1 562（60.9）	13.8	51.6	12.27.201	56.2
X2 值(趋势检验)		115.822*	180.461*	40.053*	187.935*
总计	2 564(100)	16.6	55.4	17.2	60.3

注：P＜0.01

北京石景山区自然人群1 198例农村居民颈动脉超声检查显示，其颈动脉粥样斑块的检出率和IMT均随血压、脉压及高血压病程增加而明显增高[64]，见表3-6-2（2）；其相关危险因素包括年龄、体重指数(BMI)、血清总胆固醇(Tc)、高密度脂蛋白胆固醇(HDL—C)、血糖和是否吸烟。

表3–6–2（2）颈动脉斑块检出率和平均IMT与血压、脉压及高血压病程的关系

项目	斑块检出率%（男）	斑块检出率%（女）	IMT mm（男）	IMT mm（女）
理想血压	29.2	22.1	0.70	0.67
I 期高血压	50.4	38.5	0.74	0.71
III 期高血压	55.6	66.7	0.80	0.72
脉压	32.9	15.8	0.71	0.68
脉压 45.3～59.3mmHg	47.5	28.5	0.73	0.70
脉压>59.3mmHg	66.1	46.8	0.76	0.72
无高血压病史	40.7	15.8	0.71	0.68
高血压 0.1～5 年	50.0	28.5	0.73	0.70
高血压≥6 年	62.1	46.8	0.76	0.72

新疆维吾尔族2型糖尿病患者颈动脉粥样硬化的独立危险因素包括年龄、低密度脂蛋白胆固醇（LDL–C）和纤维蛋白原[65]。高糖血症的藏族人群动脉粥样硬化程度严重，糖基化血红蛋白、增龄、血脂异常、胰岛素抵抗是颈动脉粥样硬化的重要相关因素[66]。

颈动脉粥样硬化作为周围动脉硬化性疾病的一部分同样属于冠心病的等危症，应引起足够的重视；其超声的早期检出方便可行；戒烟、控制高血压、高血糖与血脂紊乱有助于减轻其病变发展。

3.7 心律失常

3.7.1 起搏器，ICD及CRT

我国最早于1962年在上海首次应用人工心脏起搏器。此后，起搏器植入总量逐年增长，生理性起搏器比例逐年提高。调查资料显示2005年全国开展起搏器植入的医院为460家，植入起搏器18 090台，男性患者占55.5%，60岁以下患者占23.6%[67, 68, 69]。2006年起搏器植入量约为20 000台[70]。

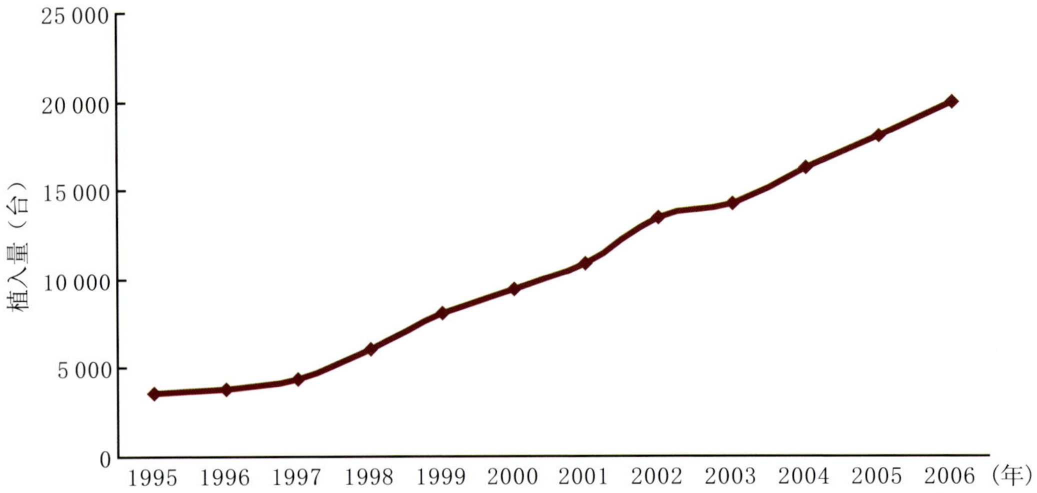

图3-7-1（1） 我国起搏器年植入量(1995～2006)

植入起搏器的类型情况：统计资料显示2005年全年植入双腔起搏器的比例达到51.5%，若加上AAI/R各种生理性起搏器，比例达到52.9%，超过非生理性起搏器。2005年植入起搏器的适应证中病态窦房结综合征占50.1%，房室阻滞占39.4%，其他占10.5%（图3-7-1（2））。2005年植入起搏器患者的病因学构成为冠心病占35.9%，心肌病占10.4%， 其他占53.7%。

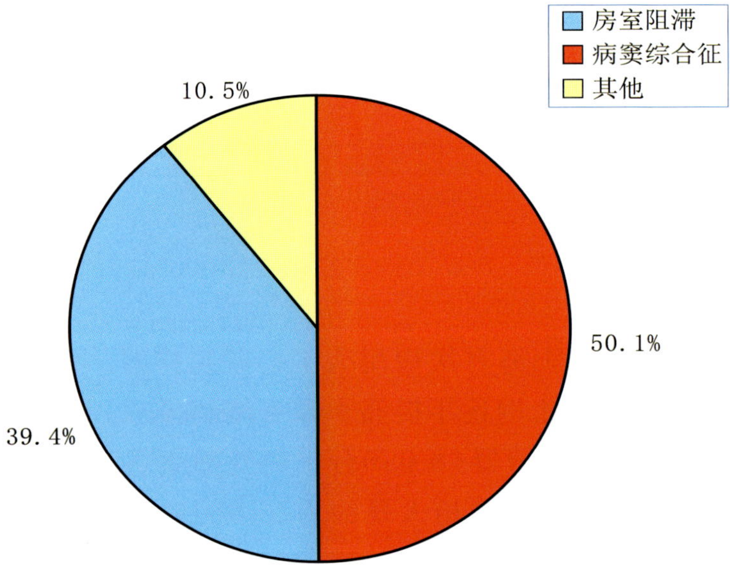

图3-7-1(2)　2005年全国起搏器植入适应征

1996年国内植入第一台经静脉ICD，至2001年，共计285台。2005年全国植入ICD186台，2002年至2005年ICD植入数量稳步增长（图3-7-1（3））。对国内3l家医院2005年1月至2006年12月植入ICD的患者的适应证分析显示其中符合2002年ACC／AHA／NASPE指南的ICD植入I类适应证(二级预防)121例(85.2%)，符合一级预防11a类适应证仅15例(10.6%)[71]。

1999年我国开始使用双心室起搏治疗心力衰竭，2002年到2007年，CRT植入量每年平均增长30%以上。2007年调查研究收到193家医院回执，植入总数为541台，其中包括CRT-D59台。男性401例（74.12%），年龄20～90（60±12）岁。

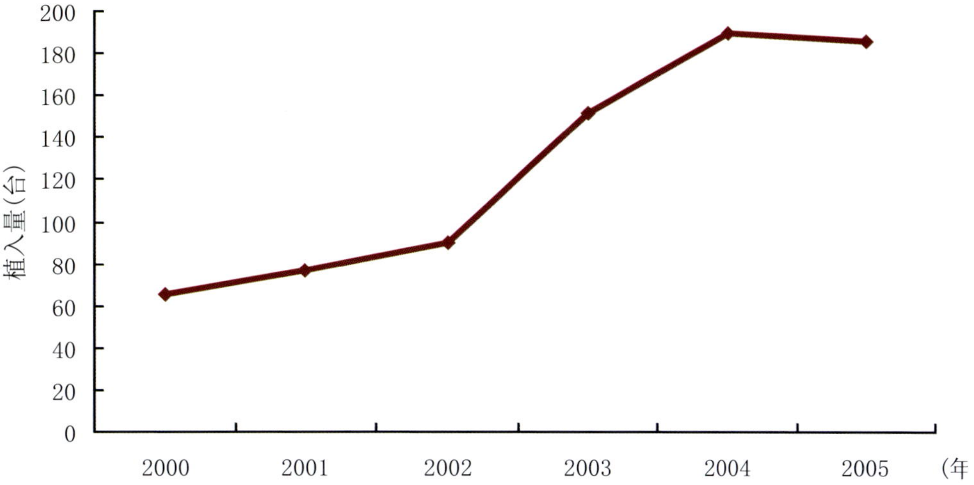

图3-7-1（3） 我国ICD年植入量（2000～2005年）

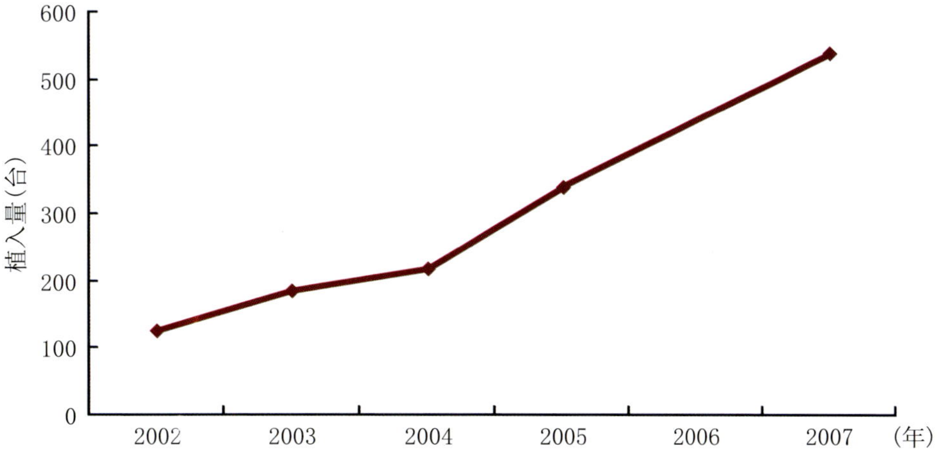

图3-7-1 （4）我国CRT年植入量

3.7.2 导管消融

我国最早于1991年报告临床应用射频消融术。20世纪90年代中期后射频消融例数增长迅速，调查资料显示2000年射频消融数为10 811例，开展的医院达136家（图3-7-2(1)）。2006年导管消融约为20 000例[72]。

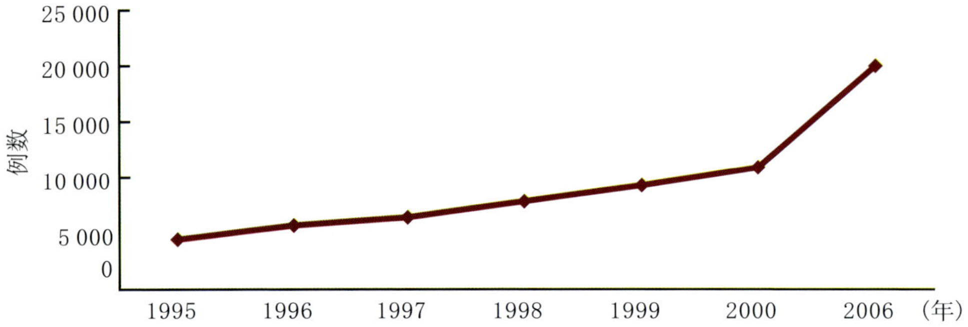

图3-7-2(1) 我国年射频消融例数(1995～2006年)

2000年射频消融病种分类情况：房室结折返性室上性心动过速（AVNRT）占56.3%，旁路参与的房室折返性室上性心动过速（AVRT）占31.7%，其余为室性及房性心律失常等（图3-7-2（2））。

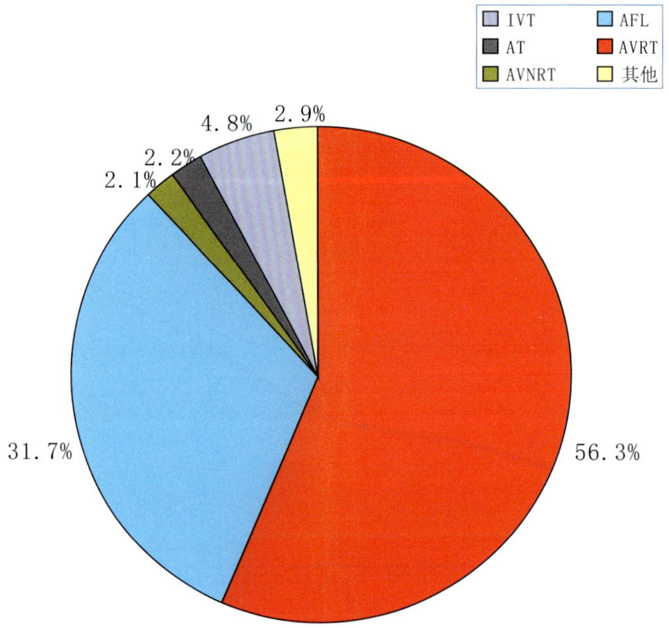

图3-7-2（2） 2000年我国行射频消融病种分类

我国房颤导管消融开展情况：一项对40家医院提供的注册资料分析表明1998年至2007年我国经导管消融治疗房颤的患者病例数快速增加，从1998年的11例增至2007年的2 620例（图3-7-2（3））。经导管消融治疗房颤的主要术式是环肺静脉消融术和节段性肺静脉消融术。消融总成功率为77.1%，复发率为22.9%，并发症发生率为5.3%[73]。我国房颤导管消融的实际例数应远高于注册资料。

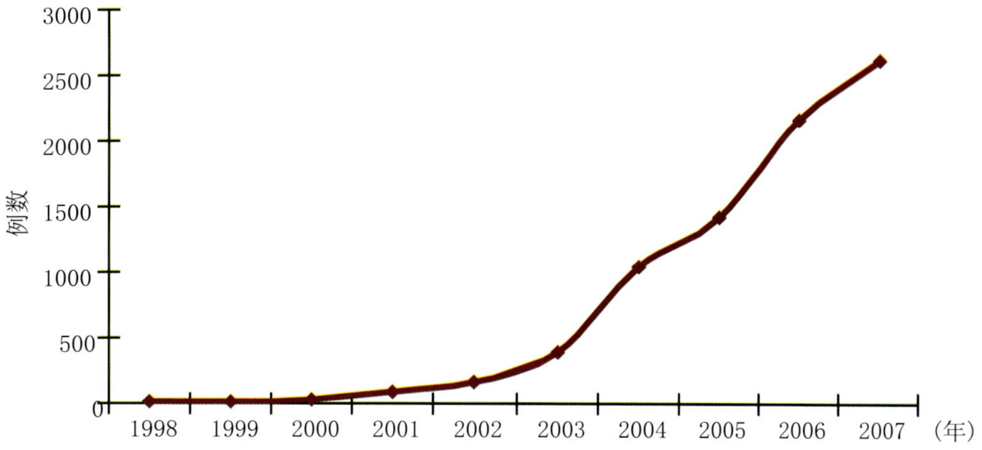

图3-7-2（3） 我国房颤导管消融注册数（1998～2007）

3.7.3 心房颤动

我国30岁以上人群房颤患病率为0.77%，根据中国1990年标准人口构成标准化后患病率为0.61%。男性房颤患病率高于女性(0.9%比0.7%)。所有房颤患者中瓣膜性、非瓣膜性及孤立性房颤所占比例分别为12.9% ,65.2%和21.9%。房颤继发脑卒中患者中以缺血性脑卒中为主,房颤患者脑卒中发病率明显高于非房颤人群(12.1%比2.3%)。另一项房颤调查显示35岁以上人群房颤患病率男性为0.74%，女性为0.72%，所有房颤患者中，初次诊断30.9%，阵发性33.0%，持续性7.2%，永久性28.9%[74]。

中国人非瓣膜性心房颤动抗凝研究入选988例有血栓栓塞危险的房颤患者，随机分为华法林标准抗凝强度治疗组：INR2.1～2.5；华法林低抗凝强度治疗组：INR1.6～2.0；阿斯匹林（200mg/日）组。平均随访15个月，血栓栓塞的年发生率分别为2.3%、2.6%和6.4%。华发林标准强度抗凝治疗组及低抗凝强度治疗组血栓栓塞事件的发生率均明显低于阿司匹林组（P=0.018及P=0.044)。而华发林标准强度抗凝治疗组与低强度抗凝组之间血栓栓塞的发生率无统计学差异。严重出血的发生率分别为2.9%、2.8%和1.0%，三组之间无显著差别（P=0.101)。低抗凝强度（INR在1.6～2.0）的华发林治疗与标准抗凝强度（INR在2.1～2.5）[75]。

3.7.4 心脏性猝死

2005年7月至2006年6月对678 718人群随访1年，共2 983例死亡，其中心脏性猝死284例（9.5%），心脏性猝死发生率为41.8/10万，男性高于女性（44.6/10万及39.0/10万），25岁以上的心脏性猝死发生率较高，男性为61.7/10万，女性为53.3/10万。估计我国每年发生心脏性猝死54.4万例[76,77,78]。

3.7.5 其他心律失常

一项对全国22家省级医院心内科住院患者的回顾性调查显示心内科住院患者中心律失常占26.8%。所有心律失常患者中，心房颤动所占比例最高(35.0%)，其次为阵发性室上性心动过速、病态窦房结综合征和室性早搏，分别为28.0%、11.9%和11.6%[79]。

3.8 心力衰竭

3.8.1 发病率

10省市20个城区和农村调查[80]：南方五省市包括：江苏、湖北、福建、广西、四川。北方五省市包括：北京、吉林、陕西、青海、山东。涉及人口数为15 518人。其中男性和女性比例相当，城市和农村人口相当。调查结果显示：目前在中国35–74岁的人群中，共有400万心力衰竭患者。人群中慢性心衰的发病率为0.9%。而其中男性和女性的发病率分别为0.7%和1.0%。具体情况见表3–8–1（1）和表3–8–1（2）。

表3–8–1（1）不同年龄和性别的成年人（35～74岁）的心衰患病率（%）

年龄组(岁)	调查人数	男性患病率△	女性患病率△	合计△
35～44	6 065	0.3	0.5	0.4
45～54	4 255	0.6	1.3※	1.0
55～64	3 375	1.3	1.4	1.3
65～74	1 823	1.1	1.5	1.3
合计	15 518	0.7	1.0※	0.9

注：※ 男、女性心衰患病率相比，U=2.03,P＜0.05；△ 不同年龄组间患病率相比χ^2=28.37,P＜0.01

表3-8-1（2）南方和北方、城市和农村成年人（35～74岁）心衰患病率（%）

地区组	调查人数	男性患病率	女性患病率	合计
北方	7 654	1.3	1.5	1.4
南方	7 864	0.3	0.7	0.5△
城市	7 882	1.0	1.2	1.1
农村	7 636	0.6	1.0	0.8※
合计	15 518	0.7	1.0※	0.9

注：△ 北方和南方心衰患病率相比，U=5.08,P＜0.01；※ 城市和农村心衰患病率相比，U=1.92,P＜0.054

3.8.2 心力衰竭患者基本情况

我国学者分析近30年来慢性心力衰竭老年患者的基本情况见表3-8-2

对国内42家医院1980、1990、2000年3个全年段住院病历进行回顾性分析和比较.共10 714例心衰患者入选，其基本情况 见表3。发现住院时间逐年缩短，三个年段入院时心功能都以Ⅲ级最多。

表3-8-2 心力衰竭患者的基本情况

研究名称	年份	例数	年龄	平均住院天数	平均病程(月)	心功能（%）		
						I+II	III	IV
老年心衰[81]	1973～1982	218	67.06±5.45	23	96	6.4	22	71.6
	1983～1992	509	68.81±6.36	22	60	11.4	37.5	51.1
	1993～2002	1929	71.39±6.92	12	60	10.4	39.4	50.2
42家医院[82]	1980	1756	63.1±16.1	35.1	128.9	24.5	42.5	32.4
	1990	2181	至	31.6	88.1	26.7	——	28.8
	2000	6777	67.8±16.5	21.8	46.6	27.7	43.7	27.5

3.8.3 心力衰竭的病因及用药

近年来，我国学者在分析我国心力衰竭的病因、治疗情况及其变化趋势方面，做了大量研究，以下四个大规模流行病学调查有代表意义，见表3-8-3（1）：这四个研究结果均显示近二三十年来，引起心力衰竭的主要原因已从风湿性瓣膜性心脏病，转为冠心病。但也发现在青海省引起心衰的首要原因是高原性心脏病（53.2%）。心力衰竭的用药见表3-8-3（2）。

表3-8-3（1）中国心力衰竭患者的主要病因

调查地点	年份	人数(n)	心衰病因（%）					
			高血压	缺血性心脏病	瓣膜性心脏病	肺心病	特发性扩张性心肌病	先天性心脏病
香港[83]	1995	730	37	31	15	27	4	——
上海[84]	1980	2 178	8.5	31.1	46.8	——	6.0	——
	1990	2 178	10.3	40.6	24.2	——	6.9	——
	2000		13.9	55.7	8.9	——	7.5	——
42家不同的医院[85]	1980	1 756	8	36.8	35.5	——	6.4	3.5
	1990	2 181	10.4	33.8	37.0	——	7.4	3.1
	2000	6 777	12.9	45.6	21.0	——	7.6	3.2
基层医院[86]	2004	2 100	30.4	57.1	29.6	26.0	——	——

表3-8-3（2）心力衰竭患者的用药

调查地点	年份	人数	治疗用药（%）							
			硝酸酯类	利尿剂	地高辛	ARB	ACEI	安体舒通	BB	钙拮抗剂
天津[87]	1973~1982	542	30.3	58.7	61.3	-	-	5.9	9.0	14.8
	1983~1992	1 253	70.6	67.8	71.6	-	24.2	10.1	8.3	35.2
	1993~2002	3 394	91.4	75.4	67.9	4.0	70.9	23.1	25.3	21.6
42家不同的医院[88]	1980	1 756	44.7	63.7	51.7	0.4	14.0	10.0	8.5	6.1
	1990	2 181	36.0	70.2	45.5	1.4	26.4	8.4	9.5	16.4
	2000	6 777	53.0	48.6	40.3	4.5	40.4	20.0	19.0	10.5
上海[89]	1980	2 178	74.4	77.1	60.0	-	0.6	-	6.8	-
	1990					-	38.9	-	5.7	41.3
17个地区的基层医院[90]	2000					11.5	70.8	-	25.0	14.2
	2006	2 100	-	90.0	60.0		5.80	50.0	40.0	-

注：BB,β受体阻滞剂；ACEI,血管紧张素转换酶抑制剂;ARB,醛固酮受体拮抗剂

3.8.4 老年患者慢性心力衰竭研究

3.8.4.1香港地区老年心衰患者研究

2001年1月～2002年1月在香港大学玛丽医院调查该院收治的香港地区60岁以上的老年充血性心衰患者[91]，共计1 074 例次，分析了患者的临床特征和用药情况。见表3-8-4（1）。

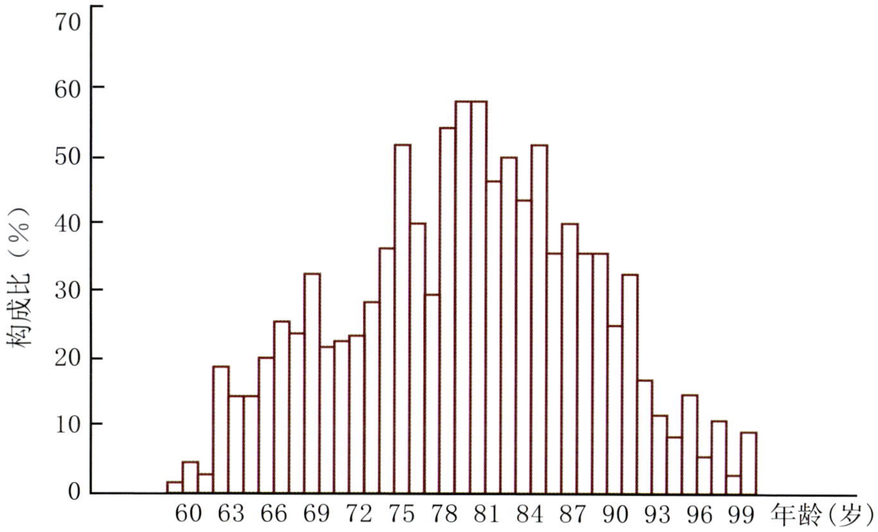

图3-8-4香港地区老年充血性心衰患者的年龄分布特征

3.8.4.2 大陆学者分析近30年来慢性心力衰竭老年患者的死亡情况[92]见表3-8-4（2）。

表3-8-4（1）香港地区老年慢性心衰患者住院治疗及出院带药情况

	项目	患者数（例次（%））		项目	患者数（例次（%））
药物	利尿剂	785（73.1）	治疗	冠脉造影或心脏搭桥术	83
	ACEI	544(50.7)		瓣膜手术	13(1.2)
	硝酸酯类药物	509(47.4)		心脏移植	1(0.1)
	地高辛	267(24.9)	转归	死亡	51(4.7)
	钙离子拮抗剂	158(14.7)		转院	476(44.3)
	β-受体阻滞剂	105(9.8)		好转回家	547(50.9)
	华法林	70(6.5)			

表3-8-4（2）大陆近30年来慢性心衰患者死亡情况

年份	例数	死亡例数	年龄	死亡原因					
				冠心病	肺心病	风心病	高心病	先心病	其他
1973～1982	218	11.0	67.9±6.1	25	45.8	8.3	4.2	4.2	12.5
1983～1992	509	16.9	69.37±6.5	32.6	41.9	17.4	5.8	0.0	2.3
1993～2002	1929	8.8	72.2±7.2	46.7	36.1	12.4	1.2	1.2	1.8

有学者对国内42家医院分别在1980、1990、2000年3个全年段住院病历进行回顾性分析和比较[93].共10 714例心衰患者入选，平均年龄为(63.1±16.1)岁～(67.8±16.5)岁,＞ 60岁以上患者超过60%;住院期间明显改善率逐渐递增,分别为15.5%、19.6%和22.2%(P<0.001)。生存率逐渐提高，分别为33.6个月，37.1个月，40.5个月；死亡率明显递减,为15.4%、12.3%、6.2%(P<0.001),但明显高于同期心血管病病死率(3个年段分别为8.2%、5.6%和2.6%),3个年段因心衰死亡占心血管病总死亡率没有改变,分别为39.9%、37.7%、41.1%.心衰死亡原因依次为:泵衰竭(59%)、心律失常(13%)、猝死(13%),其他死因约占14%。

3.8.5 中国基层医院慢性心衰治疗状况的调查[94]

2006年中国学者调查了17个地区（11个省、3个直辖市和3个自治区）2 066 所基层医院（2级及以下），总结了基层医院慢性心力衰竭治疗用药的情况，发现了一些问题，如地高辛剂量>0.25mg/天的使用比率仍高达10%，β－受体阻滞剂使用率为40%，靶剂量的使用率只有1%；血管紧张素转换酶抑制剂(ACEI)使用率为80%，靶剂量的使用率只有2%。见表3–8–4（3）。

参考文献：

[1] 中国卫生统计年鉴. 2009中国协和医科大学出版社. 2009

[2] 中国卫生统计年鉴. 2002～2009中国协和医科大学出版社

[3] Wang JH, Hu DY, Fu YY, Sun YH, Wang GL, Guan F, Wang JS, Yu JM. *prevalence of dyslipidemia and borderline dyslipidemia and other risk factors of coronary heart disease in residents from beijing communities. Zhonghua Xin Xue Guan Bing Za Zhi. 2010,38:175～180*

[4] Liu J, Zhao D, Liu Q, Sun JY, Smith SC, Jr. *prevalence, awareness, and treatment of hypercholesterolemia among inpatients with acute coronary syndrome in china. Zhonghua Xin Xue Guan Bing Za Zhi. 2009,37:449～453*

[5] Teo KK, Liu L, Chow CK, Wang X, Islam S, Jiang L, *Sanderson JE, Rangarajan S, Yusuf S. Potentially modifiable risk factors associated with myocardial infarction in china: The interheart china study. Heart. 2009,95:1857～1864*

[6] Zhang S, Hu D, Wang X, Yang J. *Use of emergency medical services in patients with acute myocardial infarction in china. Clin Cardiol. 2009,32:137～141*

[7] 吕树铮，陈韵岱，宋现涛，第五届中国冠心病介入沙龙纪要.中华心血管病杂志

2008,36(6):563～564

[8] 吕树铮，宋现涛，陈韵岱，中国内地2006～2007年经皮冠状动脉介入治疗注册登记分析 中华心血管病杂志 2009,37(1):26～29

[9] 苑飞，宋现涛，吕树铮，中国内地2008年经皮冠状动脉介入治疗调查注册研究分析，中华心血管病杂志，2010,38(7):629～632

[10] 同[9]

[11] Yaling Han, Quanmin Jing, Bo Xu, et al. *Safety and efficacy of biodegradable polymer-coated sirolimus-eluting stents in "real-world" practice: 18-month clinical and 9-month angiographic outcomes.JACC Cardiovasc Interv. 2009 Apr,2(4):303～309*

[12] Bi Y, Gao R, Patel A, et al. Am Heart J. *Evidence-based medication use among Chinese patients with acute coronary syndromes at the time of hospital discharge and 1 year after hospitalization: results from the Clinical Pathways for Acute Coronary Syndromes in China (CPACS) study.2009 Mar,157(3):509～516.e1. Epub 2008 Dec 17*

[13] 同[12]

[14] Gao RL, Han YL, Yang XC, et al. *Thorombolytic therapy with rescue percutaneous coronary intervention versus primary percutaneous coronary intervention in patients with acute myocardial infarction: a multicenter randomized clinical trial.Chin Med J (Engl). 2010 Jun,123(11):1365～1372*

[15] 同[14]

[16] Zhang Q, Zhang RY, Qiu JP, et al. *Chin Med J (Engl). Impact of different clinical pathways on outcomes of patients with acute ST-segment elevation myocardial infarction undergoing primary percutaneous coronary intervention: the RAPID-AMI study.2009 Mar 20,122(6):636～642*

[17] 同[9]

[18] Yusuf S, Mehta SR, Díaz R, et al. Am Heart J. *Challenges in the conduct of large simple trials of important generic questions in resource-poor settings: the CREATE and ECLA trial program evaluating GIK (glucose, insulin and potassium) and low-molecular-weight heparin in acute myocardial infarction.2004 Dec,148(6):1068～1078*

[19] 杨艳敏，刘尧，朱俊等. 不同入院血糖水平对ST段抬高的急性心肌梗死患者近期病死率的影响. 中华心血管病杂志，2009,89(18):1230～1233

[20] Yusuf S, Mehta SR, Díaz R, et al. Am Heart J. *Challenges in the conduct of large simple trials of important generic questions in resource-poor settings: the CREATE and*

ECLA trial program evaluating GIK (glucose, insulin and potassium) and low-molecular-weight heparin in acute myocardial infarction.2004 Dec,148(6):1068～1078

[21] 杨艳敏，刘尧，朱俊等．不同入院血糖水平对ST段抬高的急性心肌梗死患者近期病死率的影响．中华心血管病杂志，2009,89(18):1230～1233

[22] 刘尧，杨艳敏，朱俊等．入院血糖水平对糖尿病和非糖尿病ST段抬高急性心肌梗死患者预后的影响．中华心血管病杂志，2009,37(7):590～594

[23] 梁岩，朱俊，谭慧琼等．中国非ST段抬高急性冠状动脉综合征患者二年随访终点事件的影响因素分析．中华心血管病杂志，2009,37(7):580～584

[24] 宋莉，颜红兵，杨进刚等．影响北京市心肌梗死病人应用急救医疗服务的因素．中华医学杂志，2010,90(12):834～838

[25] 宋莉，颜红兵，杨进刚等．北京市急性ST段抬高心肌梗死患者转诊现况调查．中华心血管病杂志，2010,38(5):406～410

[26] Chen SL, Ye F, Zhang JJ, et al. *Different edge effects of paclitaxel- and sirolimus-eluting stents on proximal and distal edges in patients with unstable angina: serial intravascular ultrasound analysis.Chin Med J (Engl). 2009 Jul 20,122(14):1603～1609*

[27] Li X, Xu Y, Li J, et al. *The gender differences in baseline characteristics and statin intervention among outpatients with coronary heart disease in China: the China Cholesterol Education Program.Clin Cardiol. 2009 Jun,32(6):308～314*

[28] Li JJ, Lu ZL, Kou WR, et al. *Impact of Xuezhikang on coronary events in hypertensive patients with previous myocardial infarction from the China Coronary Secondary Prevention Study (CCSPS). Annals of Medicine, 2010, 42:231～240*

[29] Wang X, Jiang G, Wang D, Pan Y, Boulton M. *All-cause mortality in Tianjin, China, 1999～2004. Prev Chronic Dis 2009,6(4): A132*

[30] Wang X, Jiang G, Choi BC, Wang D, Wu T, Pan Y, *Boulton M.Surveillance of trend and distribution of stroke mortality by subtype, age, gender, and geographic areas in Tianjin, China, 1999～2006.Int J Stroke. 2009 Jun,4(3):169～174*

[31] Zhang WW, Liu CY, Wang YJ, Xu ZQ, Chen Y, Zhou HD.*Metabolic syndrome increases the risk of stroke: a 5-year follow-up study in a Chinese population.J Neurol. 2009, 256(9):1493～1499*

[32] Liu L, Wang Z, Gong L, Zhang Y, Thijs L, Staessen JA, Wang J.*Blood pressure reduction for the secondary prevention of stroke: a Chinese trial and a systematic review of the literature.Hypertens Res. 2009 Nov,32(11):1032～1040*

[33] *Association of antiplatelet therapy with lower risk of death and recurrent cerebrovascular events after ischemic stroke--results from the China Ischemic Stroke Registry Study.Ding D, Lu CZ, Fu JH, Hong Z; China Ischemic Stroke Registry Study (CISRS) investigators.Circ J. 2009,73(12):2342～2347*

[34] *Hospital resources for urokinase/recombinant tissue-type plasminogen activator therapy for acute stroke in Beijing.*Wang Y, Wu D, Zhao X, Ma R, Guo X, Wang C, Liu L, Zhao W, Wang Y.Surg Neurol. 2009,72 Suppl 1:S2～7

[35] Chen W, Chen W, Wang H, at al. *Prevalence and risk factors associated with chronic kidney disease in an adult population from southern China. Nephrol Dial Transplant 2009,24(4):1205～1212*

[36] Chen N, Wang W, Huang Y, at al. *Community-based study on CKD subjects and the associated risk factors. Nephrol Dial Transplant 2009,24(7):2117～2123*

[37] Zuo L and Wang M. *Current burden of ESRD in China - estimated to be increasing faster in the near future. Clin Nephrol, 2010, 73(Suppl)*

[38] Wang Y, Zhang L, Li X, at al. *Improvement of awareness, treatment and control of hypertension among chronic kidney disease patients in China from 1999 to 2005. Hypertens Res. 2009 Jun,32(6):444～449*

[39] 陈晓农，潘晓霞，俞海瑾，等．慢性肾脏病患者心血管疾病患病率调查。上海医学，2009,32(9):769～773

[40] 中国生物医学工程学会体外循环分会

[41] Yang Xue-yong, Li Xiao-feng, Lv Xiao-dong, at al. *Incidence of congenital heart disease in Beijing, China. Chin Med J 2009,122(10):1128～1132*

[42] *Mitchell SC, Korones SB, Berendes HW. Congenital heart disease in 56109 births. Incidence and natural history. Circulation 1971,43:323～332*

[43] *Germanakis I, Safakis S. The impact of fetal echocardiography on the prevalence of liveborn congenital heart disease. Pediatr Cardiol 2006,27:465～472*

[44] 同[42]

[45] 蒋世良．先天性心脏病介入治疗的现状和展望．中华心血管病杂志 2009,37(11):970～971

[46] Li Yan, Zheng Zhe, Xu Bo et al. *Comparison of Drug-Eluting Stents and Coronary Artery Bypass Surgery for the Treatment of Multivessel Coronary Disease. Three-year Follow-Up Results From a Single Institute. Circulation 2009,119: 2040～2050*

[47] 中国冠状动脉旁路移植术登记研究协作组．中国冠状动脉旁路移植手术住院死亡危险因素分析．中华胸心血管外科杂志 2009,25(4):232～235

[48] Wang Xianqiang, Zheng Zhe, Ao Hushan, et al. *A comparison before and after aprotinin was suspended in cardiac surgery: Different results in the real world from a single cardiac center in China. J Thorac Cardiovasc Surg 2009,138(4): 897～903*

[49] 王现强,郑哲,敖虎山等..心脏外科停用抑肽酶前后围术期结果比较. 中华胸心血管外科杂志 2009,25(2):88～92

[50] 刘成国，阮连生.浙江省舟山渔区外周动脉病患病率调查. 中华老年医学杂志，2005. 24：863～865

[51] 李贤，武阳丰，等.我国中老年人中踝臂指数（ABI）的分布及周围动脉硬化疾病（PAD）的患病率. 全国老年周围动脉硬化疾病防治专题研讨会论文汇编，200799

[52] 李小鹰，王洁，何耀，范利. 老年周围动脉硬化闭塞病与心血管疾病的关系—北京万寿路地区老年人群横断面调查. 中华医学杂志，2003. 21：1847～1851

[53] 王洁，李小鹰.北京市万寿路地区老年人群周围动脉闭塞病横断面调查. 中华流行病学杂志，2004. 25：221—224

[54] 管珩，田浩明，朱大龙，等.50岁以上糖尿病人群周围动脉闭塞性疾病相关因素分析. 中华医学杂志 2007. 87：23～27

[55] 魏毅东，胡大一，等.代谢综合征患者合并外周动脉疾病的临床研究. 中华医学杂志，2006. 86：2114～2116

[56] 李觉，李宪凯，等. 中国下肢动脉硬化研究　中国实用内科杂志 2006;26（21）

[57] 王勇，李觉等. 中国自然人群下肢外周动脉疾病患病率及相关危险因素 中华心血管病杂志 2009；12:1127

[58] 同[53]

[59] 同[57]

[60] 同[52]

[61] 同[53]

[62] Li X, Luo Y, Xu Y, et al. *Relationship of ABI with aii-cause mortality and cardiovascular mortality after 3-years follow-up: the China ABI cohort study.Journal of Human Hypertension advance online publication,11 June 2009; doi:10.1038/jhh.2009.49*

[63] 王薇　武阳丰　赵冬等　中老年人群颈动脉粥样硬化分布特点及影响因素分析　中华心血管病杂志 2010；38（6）：553～557

[64] Lu Min, Wu Liuxin, Shi ping et al. *Hypertension and subclinical carotid athrosclerosis in a suburban general population in China .Journal of Hypertension 2004;22:1～8*

[65] 张丽等，新疆医科大学第一附属医院内分泌科，中国临床康复2006年第10 卷第48期

[66] 杨波等，解放军总医院，心血管康复医学杂志2007年10月第16卷第5期

[67] 王方正，华伟，张澍．全国心脏起搏器1998和1999年临床应用调查．中华心律失常学杂志，2001；5：229～230

[68] 王方正，华伟，张澍等．全国心脏起搏器2000—2001年临床应用调查．中华心律失常学杂志，2003；7：189～191

[69] 王方正，张澍，华伟等．全国心脏起搏器临床应用调查（2002至2005年）．中华心律失常学杂志，2006；10（6）：475—478

[70] Yi-Han Chen, Huaizhi Chen,Yongquan Wu, et al. *Cardiac Electrophysiology in China. Heart Rhythm, 2007; 4: 862*

[71] 华伟，张澍，牛红霞等．植入型心律转复除颤器在心脏性猝死一级和二级预防中的应用——全国31家医院植入型心律转复除颤器植入适应证分析．中华心律失常学杂志，2010，14（1）：9～11

[72] 同[70]

[73] 黄从新，张澍，马长生等．中国经导管消融治疗心房颤动注册研究—2007．中华心律失常学杂志，2009，13（3）：468～474

[74] Zhang S.*Atrial Fibrillation in Mainland China: Epidemiology and Current Management. Heart. 2009 Jul;95(13):1052~1055*

[75] 同[74]

[76] Laborderie J, Bordachar P, O'Neill MD, Clémenty J.*Fluctuation of Atrial and Ventricular Lead Impedances Heralding Subtotal Separation of Device Header and Generator in a Patient with an Implantable Cardioverter-defibrillator.Heart Rhythm. 2007 Feb;4(2):218～220*

[77] Hua W, Zhang LF, Wu YF, et al. *Incidence of Sudden Cardiac Death in China: Analysis of 4 Regional Populations.J Am Coll Cardiol, 2009 Sep 15;54(12):1110~1118*

[78] Zhang S. *Sudden cardiac death in China.Pacing Clin Electrophysiol, 2009 Sep;32(9):1159~1162*

[79] 王增武，王馨，陈柯萍等．部分医院住院患者心律失常类型调查．中华心律失常学杂志，2009,13(5):395～398

[80] Gu DF, Huang GY, He J, et al. *Investigation of prevalence and distributing feature of chronic heart failure in Chinese adult population. Chin J Cardio. 2003;31:3～6*

[81] 王林,马金萍,党群,陈康寅,李永健等．老年慢性心力衰竭住院患者2565例的回顾性分析《中华老年医学杂志》.2006,25:565～569

[82] *Society of Cardiology, Chinese Medical Association. Retrospective investigation of hospitalized patients with heart failure in some parts of China in 1980, 1990 and 2000. Chin J Cardiol .2002;30:450～454*

[83] Sanderson JE, Chan SK, Chan WW, et al. *The etiology of heart failure in the Chinese population of Hong Kong—a prospective study of 730 consecutive patients.Int J Cardiol. 1995;51:29～35*

[84] *Shanghai Investigation Group of Heart Failure. The evolving trends in the epidemiologic factors and treatment of hospitalized patients with congestive heart failure in Shanghai during the years of 1980, 1990 and 2000. Chin J Cardio.l 2002;30:24～26*

[85] 同[82]

[86] Cao YM, Hu DY, Wu Y, et al. *A pilot survey of the main causes of chronic heart failure in patients treated in primary hospitals in China. Chin J Intern Med 2005;44:487～409*

[87] Ma JP, Wang L, Dang Q, et al. *Retrospective analysis of drug treatment on inpatients with chronic heart failure. Chin J Epidemiol .2007;28:78～82*

[88] 同[82]

[89] 同[83]

[90] Cao YM, Hu DY, Wang HY, et al. *A survey of medical therapies for chronic heart failure in primary hospitals in China. Chin J Intern Med 2006;45:907～909*

[91] 詹红，曹晶茗，不同左心室射血分数老年充血性心力衰竭患者药物治疗的临床研究.《中国危重病急救医学》，2006；18：210～215

[92] 同[81]

[93] 同[82]

[94] 中华医学会心血管病分会 中华心血管病杂志编辑委员会慢性收缩性心力衰竭治疗建议.《中华心血管病杂志》，2002；30：7～23

第四部分　心血管病社区防治

4.1 心血管病社区防治工作概况介绍[1, 2, 3]

中国心血管病社区防治工作，持续了40多年的探索与实践，开展了以社区为基础，以高血压防治为突破口的人群综合干预。1969年阜外医院在首都钢铁公司建立的第一个人群防治基地是功能社区防治工作的典范，被世界卫生组织定义为“首钢模式”。70年代以后各地陆续建立了一批以地域行政社区为基础的人群高血压防治基地和心脑血管疾病综合防治示范区，从1997年起在全国北京、天津、上海、浙江等24个省、自治区、直辖市开展了慢性病综合防治示范点工作，社区人群防治工作在不断的探索中前行，并取得明显成效。2009年国家推出医改新政策，更是第一次将高血压和糖尿病社区防治工作纳入国家基本公共卫生服务内容，在全国层面上开展人群防治工作。

40多年的历程，我国的心血管病社区防治工作历经了从数百人群到数十万人群的综合干预管理；从只干预高血压患者到管理社区全人群（包括一般人群、高危人群、患病人群）及多种慢性病（高血脂、糖尿病、冠心病、脑卒中等）综合管理；从注重心血管疾病的发病、死亡和危险因素监测到重视提高人群的知晓率、治疗率和控制率；从专家以科研、项目为手段的示范研究到以政府为主体的多部门合作的防治工作管理。我国心血管疾病社区综合防治逐步由点及面地向规范化、规模化、信息化方向发展。

4.2 心血管病社区防治工作案例介绍——上海高血压疾病细节管理

高血压是心脑血管疾病的最重要危险因素，开展社区心血管疾病健康管理和疾病控制，控制社区居民高血压及其心血管病危险因素，是遏制心脑血管疾病的发生及死亡的根本策略和有效途径。

从2006年下半年起，上海市开展了一项“上海社区高血压疾病细节管理试点项目”（以下简称“细节管理”），细节管理试点项目由上海市卫生局牵头，上海市疾病预防控制中心和辉瑞投资有限公司共同负责并组织实施。项目选择上海卢湾区淮海、静安区石门二路、黄浦区半淞园和徐汇区宛平4个社区卫生服务中心，开展为期1年的多中心、开放、随机、非药物随访研究。项目的主要研究目标是，评估加强高血压细节管理对血压达标率和血压水平的作用，次要研究目标是，评估1年的疾病管理方案对可改变心血管危险因素、心血管危险分层、药物治疗依从性和转诊率产生的影响。

该研究的入选对象为轻中度原发性高血压患者，至少有1项可改变的心血管危险因素，心血管危险分层为中危或高危者，随机分入管理组和对照组。获得知情同意的

1442例对象进入研究，其中管理组962人，对照组480人。管理组实施高血压细节管理，包括设立健康管理专员、开发和运用基于网络的高血压疾病管理信息系统、加强社区医生培训、制定个性化干预方案和加强双向转诊，对照组按现行模式进行高血压管理。

1、其特色和实施要点

（1）开展心血管危险分层

细节管理试点项目按照《中国高血压防治指南》（2005年修订版）的规定，对入选的所有对象在试验开始时和结束时进行心血管危险分层。

（2）设立健康管理专员岗位

每个社区设立2名健康管理专员（全脱产），负责管理组的项目执行。在项目中，健康管理专员的主要任务是：协助完成患者招募和入组，及时将患者信息录入项目的信息系统；做好患者教育，使患者了解干预方案、提高依从性，根据方案为患者提供个性化、针对性的健康教育，指导患者做好服药情况、饮食和运动情况以及血压数据的记录；通过电话等方式进行患者的随访管理、了解心血管危险因素的变化情况，并及时录入信息系统，了解患者执行干预方案的情况、要求和困难，及时向医生反馈；为患者提供复诊前的咨询服务等。健康管理专员的主要职责是在患者与医生间建立沟通桥梁。

（3）开发和建立项目信息系统

信息系统具有强大的数据分析和报告功能，健康管理专员、医生、患者、项目管理人员和专家组成员都能通过上网实现资源共享。这一信息系统具有以下特点：一是全程化和动态化管理；二是作为工作和资源平台。信息系统也是患者自我管理的支持系统。

（4）实行个体化患者干预

每季度由社区医生对管理组的患者进行1次访视，对药物治疗方案进行必要的调整，促使患者的血压达标。生活方式的改善是本项目的重要干预措施。在健康管理专员的组织下，以个人指导、自我管理小组活动或小讲课等形式，开展高血压自我管理，提高了患者的药物依从性、加强了家庭血压测量、使不良的生活方式得到改善。

（5）加强社区医生培训

提高社区医生的业务素质和管理能力，也是项目取得成效的关键因素之一。在项目执行过程中，由专家组成员及本市3级医院的专家对社区医生进行了十多次的讲课培训。

2、项目成效

项目在中期（6个月）和末期（12个月）时，通过第三方对项目成效进行评估。完成评估的对象共1396例，其中管理组922人，对照组474人。统计结果显示，项目实施1年后，管理组的收缩压低于对照组8mmHg，舒张压低于对照组4.5mmHg，血压达标率较对照组高出47个百分点。管理组的总胆固醇和甘油三酯水平均显著低于对照组。管理组的BMI和腰围均显著低于对照组。与基线比较，管理组的BMI平均降低0.29，体重减轻0.96千克、腰围减小1.78cm。而对照组上述指标的试验前后变化均无统计学意义。与基线比较，管理组的药物治疗依从性提高了12个百分点，对照组无变化。

项目成本效果分析显示，尽管管理组的成本增加了，但由于干预效果优于对照组，因此，每降低1mmHg收缩压的成本，管理组比对照组要减少45元；每降低1mmHg舒张压的成本，管理组比对照组要减少83元。

总之，经过一年的规范管理，管理组的血压水平显著降低、血压达标率显著提高。得益于管理组的血压下降、血脂改善、腰围减小和BMI降低、吸烟支数减少，管理组的心血管综合危险分层风险级别明显下降。

在本项目试点基础上，推出了“上海社区高血压疾病细节管理扩展项目”。项目将扩展到除上述4个区以外的上海市其他15个区县。扩展项目已于2008年9月启动，有望探索出适合上海地区的高血压管理模式。

注释：

[1] 卫生部心血管病防治研究中心. 社区疾病管理教程. 北京：中国大百科全书出版社，2009

[2] Xin-Jian LI,Min-Na CHENG,Yu-Heng WANG,et al. *Effectiveness of lifestyle intervention for hypertension in Shanghai communities:Results from the Shanghai Hypertension Detail Management Program. Front. Med. China 2010,4(1):67～70*

[3] 李新建，程旻娜，王玉恒. 中、高度心血管危险的高血压病患者血清尿酸与血脂的关系. 环境与职业医学 2010,27(7):403～406

第五部分 心血管病医疗费用

5.1 中国医院心血管病患者住院服务利用状况

5.1.1 中国医院心血管病患者出院总人次数及其变化趋势

2008年中国心血管病（包括脑血管病）患者出院总人次数为740.62万人次，占同期出院总人次数（包括所有住院病种）的10.05%；其中，心血管病患者出院人次数为384.81万人次，占同期出院总人次数的5.22%；脑血管病患者出院人次数为355.81万人次，占同期出院总人次数的4.83%。

2008年，中国心血管病（包括脑血管病）患者出院人次数中，以缺血性心脏病患者（240.93万人次）和脑梗死（200.44万人次）患者为主，其比重分别为32.53%和27.06%；其余依次为高血压患者123.79万人次（其中高血压性心脏病患者8.44万人次），糖尿病患者124.67万人次，颅内出血患者90.73万人次，风湿性心脏病患者20.09万人次。

1980年至2008年间，中国心血管病（包括脑血管病）患者出院人次数年平均增长速度为8.28%，快于同期出院总人次数（包括所有住院病种）的年平均增长速度（5.27%）。其中，心血管病各病种年平均增长速度排位分别为糖尿病（13.57%）、脑梗死（11.19%）、颅内出血（10.54%）、缺血性心脏病（10.42%）、急性心肌梗死（7.84%）、高血压（7.11%），而高血压性心脏病（3.47%）、风湿性心脏病（0.95%）患者出院人次数未发生明显变化[1]。

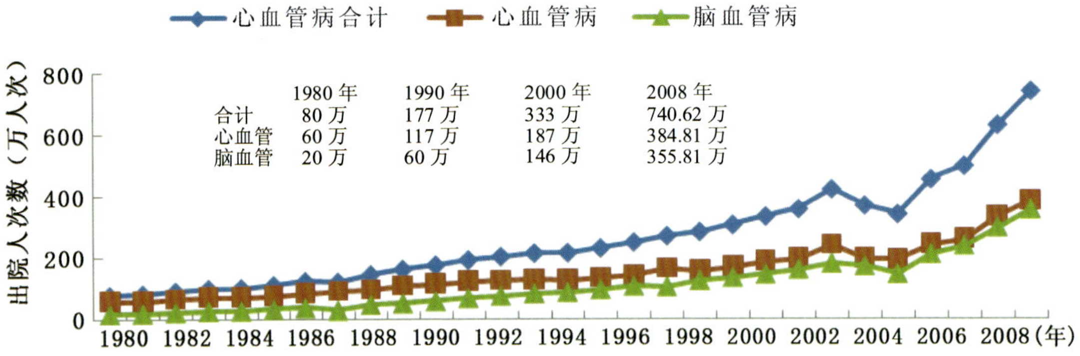

图5-1-1. 1980年～2008年中国心血管病患者出院人次数变化趋势

注：心血管病包括缺血性心脏病（心绞痛、急性心肌梗死及其他缺血性心脏病）、慢性风湿性心脏病、肺源性心脏病、高血压病（包括高血压性心脏病）及脑血管病（颅内出血和脑梗死），其中2002年以前，缺血性心脏病在卫生统计年报中的名称是冠心病。

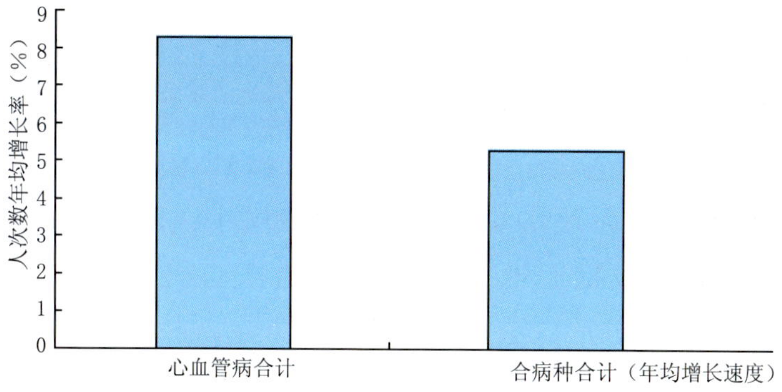

图5-1-2. 1980～2008年中国心血管病患者出院人次数年均增长速度

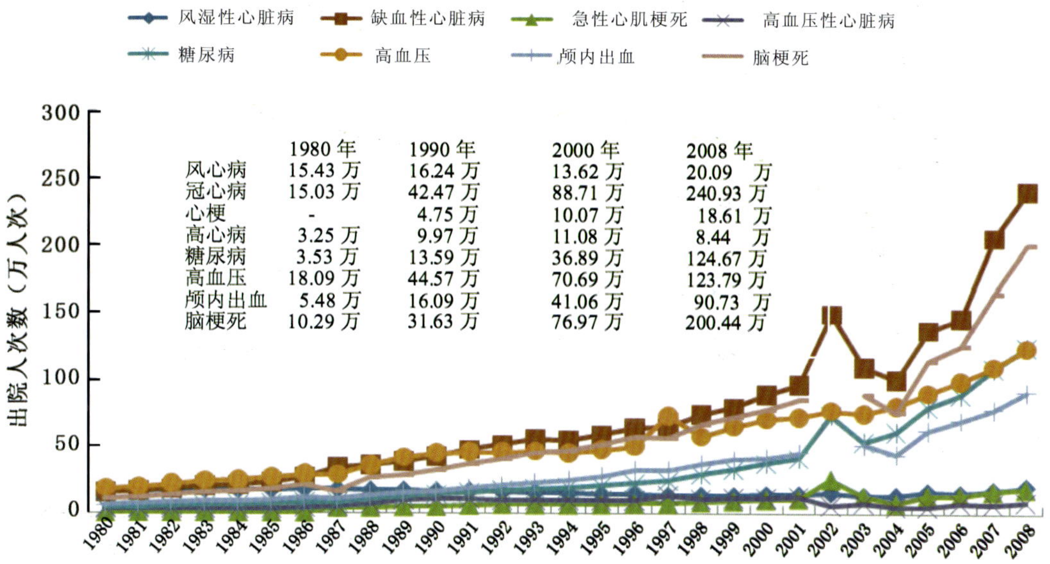

图5-1-3. 1980～2008年中国各类主要心血管病和糖尿病患者出院人次数变化趋势

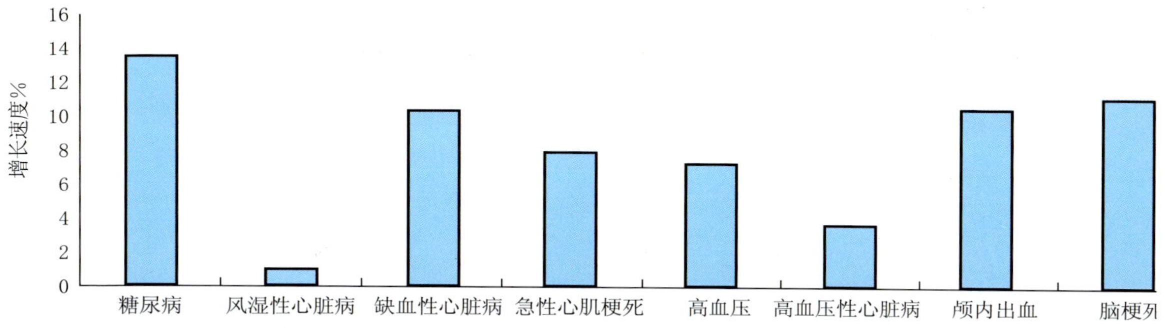

图5-1-4. 1980～2008年中国各类主要心血管病和糖尿病患者出院人次数年均增长速度

5.2 中国医院心血管病住院费用

2008年中国心血管疾病（包括脑血管病）中，急性心肌梗死的住院总费用为24.50亿元，颅内出血为80.67亿元，脑梗死为126.95亿元；扣除物价因素的影响，自2004年以来，年均增长速度分别为36.46%、26.85%和31.05%，如此快速的增长速度主要与出院人次数的快速增长以及次均住院费用增加密切相关。

2008年中国心血管疾病（包括脑血管病）中，急性心肌梗死的次均住院费用为12 566.2元，颅内出血为8 488.5元，脑梗死为6 046.6元；扣除物价影响因素后，自2004年以来，年均增长速度分别为9.68%、5.71%和2.69%[2]。

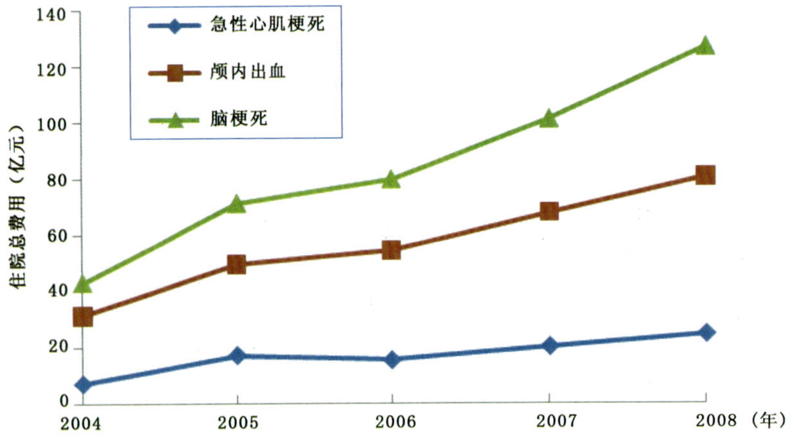

图5-2-1 2004～2008年三种心血管病住院总费用变化趋势（当年价格）

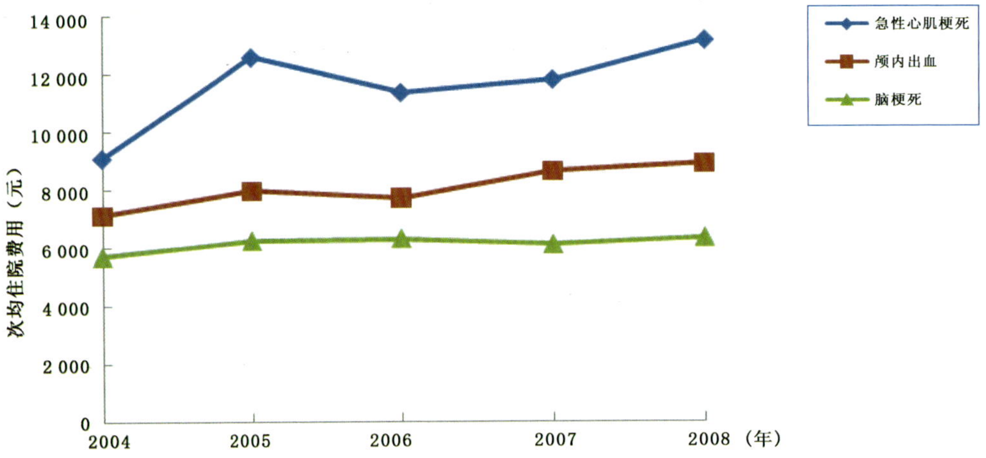

图5-2-2 2004～2008年三种心血管病次均住院费用变化趋势（当年价格）

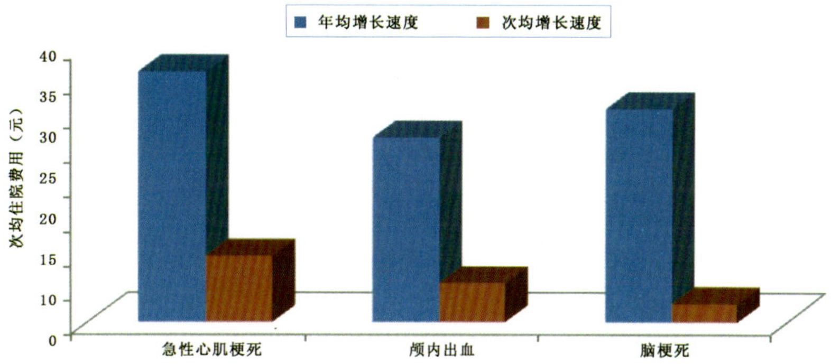

图5-2-3 2004～2008年三种心血管病住院总费用和次均住院费用增长速度

注：住院总费用＝次均住院费用*住院人次数

5.3　心血管病药品市场

2009年中国100张床位以上医院药品总购药额为2 566.03亿元；其中，心血管药品总购药额为303.90亿元。前五位药物类别是心脑血管循环改善药，其他心肌营养药及冠脉循环改善药，钙离子拮抗剂，调节胆固醇和甘油三酯的药物和血管紧张素II拮抗剂[3]。

表5-3-1 2008年中国心血管药品销售金额前15位排名（亿元）

药品分类	2009 年
合计	303.90
心脑血管循环改善药*	93.55
其它心肌营养药及冠脉循环改善药	46.36
钙离子拮抗剂，单一用药	32.17
调节胆固醇和甘油三酯的药物	21.98
血管紧张素 II 拮抗剂，单一用药	21.60
冠脉治疗，钙离子拮抗剂和亚硝除外	17.85
亚硝酸盐和硝酸盐	11.64
血管紧张素转换酶抑制剂，单一用药	10.53
静脉曲张治疗，全身性的	9.25
β 受体阻断剂，单一用药	7.15
血管紧张素 II 拮抗剂，联合用药	3.39
利尿药	3.08
抗高血压药（非草药）	2.65
正性肌力药物	1.48
抗心律失常药	0.48
其它心血管用药	20.74

注：*心脑血管循环改善药主要包括灯盏细辛、菲克维兹、杏丁、金纳多、银杏天宝、舒血宁、都可喜、西比灵、脉络宁、迪艾洛维等。

5.4 对报告内容及引用数据的说明

2008年心血管病医疗费用：本着数据选取的代表性和科学性的原则，本报告选取《中国卫生统计年鉴》公布的、以医院病案为依据的全国样本医院30种疾病住院医疗费用数据，描述心血管病相关病种（急性心肌梗死、颅内出血和脑梗死）的住院费用及其变化趋势。

出院人次数：由于卫生部统计信息中心分别在1987年和2002年两次调整相关病种统计口径，因此同一病种调整前后的出院人次数数据出现波动，在一定程度上影响了数据的连续性。鉴于此，心血管病住院费用2003年的数据未被计入本报告。

缺血性心脏病诊断：鉴于该病的诊断在基层医院存在一定的问题，故出院人次数量存在一定的误差，但其不影响增长趋势的变化。

消除价格影响：为了真实地反映医疗费用的增长，通常需要消除价格因素对费用的影响，即在计算过程中考虑医药价格指数的变化。本报告选取中国统计年鉴中“医疗保健价格指数”数据进行各类医疗费用的可比性处理。

注释:

[1] 全国卫生统计年报资料，1980年～2001年，中华人民共和国卫生部中国卫生统计年鉴，2002年～2009年，中华人民共和国卫生部。

[2] 以上三种心血管疾病的住院总费用和次均住院费用来源于2005年～2009年中国卫生统计年鉴，中华人民共和国卫生部。

[3] 该数据是由卫生部医院管理研究所从全国1020家100张床位以上的医院的调查结果推算得出，其中包括了化学药品和疗效明确且制剂上已完全西药化的中成药，如复方丹参滴丸、银杏叶制剂和灯盏细辛等。

附录1：

2005年至今国内心血管领域部分机构发表的SCI/SSCI文献计量分析结果（中国医学科学院信息研究所）

序号	医疗机构名称	总论文数	作为第一作者或通讯作者地址				
			论文数	IF>1 的论文数	IF>1 的论文总被引次数	IF>5 的论文数	IF>5 的论文总被引次数
1	阜外心血管病医院	718	280	208	1052	32	290
2	江苏省人民医院	288	187	140	388	2	6
3	四川大学华西医院	227	169	139	361	19	102
4	山东大学齐鲁医院	235	156	135	393	10	104
5	第四军医大学西京医院	192	133	114	507	12	56
6	华中科技大学同济医学院附属协和医院	265	193	107	387	4	8
7	北京安贞医院	236	154	91	302	0	0
8	武汉大学人民医院	197	112	90	376	4	2
9	中山大学第一附属医院	170	103	83	383	6	24
10	北京大学第一医院	177	99	82	453	6	49
11	华中科技大学同济医学院附属同济医院	196	129	79	290	11	88
12	复旦大学附属中山医院	194	120	78	421	10	88
13	解放军总院 301 医院	202	102	71	289	5	80
14	中南大学湘雅二医院	117	87	70	210	3	10
15	浙江大学附属第二医院	126	86	62	259	2	9
16	第二军医大学长海医院	120	74	62	87	5	11
17	哈尔滨医科大学第一附属医院	100	76	55	112	1	18
18	北京大学人民医院	117	70	54	177	3	62
19	北京大学第三附属医院	131	71	51	204	7	81
20	重庆市大坪医院	74	51	48	206	13	70
21	复旦大学附属华山医院	81	48	44	114	3	9
22	中国医学科学院基础医学研究所	59	46	42	282	10	134
23	西安交通大学第一医院	97	48	41	136	3	14
24	北京协和医院	81	54	40	146	2	25
25	广西医科大学第一附属医院	49	42	39	103	5	28
26	首都医科大学附属北京朝阳医院	79	52	38	86	7	30
27	新桥医院	68	47	38	58	2	11
28	中国医科大学第一附属医院	74	48	34	31	4	4
29	安徽医科大学	82	41	33	88	1	3
30	北京宣武医院	65	39	29	114	3	19
31	上海长征医院	55	31	29	45	1	13
32	徐州医学院	54	31	29	174	3	42
33	上海交通大学附属瑞金医院高血	75	29	27	143	3	90

续表

序号	医疗机构名称	总论文数	作为第一作者或通讯作者地址				
			论文数	IF>1 的论文数	IF>1 的论文总被引次数	IF>5 的论文数	IF>5 的论文总被引次数
	压研究所						
34	广东省人民医院	86	28	25	90	6	51
35	广东省心血管病研究所	45	30	24	100	6	48
36	上海同济医院	49	31	23	23	0	0
37	河北医科大学第二医院	46	29	23	49	0	0
38	中南大学湘雅医院	43	33	23	72	0	0
39	上海市第一人民医院	47	28	21	104	1	19
40	广州南方医院	51	26	20	76	3	56
41	北京大学公共卫生学院	50	22	14	43	1	0
42	上海交通大学附属上海儿童医学中心	31	19	12	24	0	0
43	北京友谊医院	35	20	11	6	0	0
44	天津医科大学第二医院	25	12	11	36	0	0
45	新疆医科大学第一附属医院	45	15	10	8	0	0
46	天津医科大学总医院	31	17	10	8	0	0
47	青岛大学第一医院	30	19	10	6	0	0
48	上海胸科医院	27	11	7	31	0	0
49	郑州大学第一附属医院	33	14	6	20	0	0
50	上海肺科医院	11	7	6	14	1	4
51	沈阳军区总医院	20	13	5	1	0	0
52	南昌大学第一附属医院	11	7	5	3	0	0
53	大连医科大学附属第一医院	21	8	4	12	0	0
54	天津市胸科医院	23	6	3	15	0	0
55	辽宁省人民医院	21	7	3	1	0	0
56	清华大学华信医院	19	6	3	1	0	0
57	广州医学院附属医院	8	3	3	1	0	0
58	福建省立医院	5	3	3	2	1	0
59	武汉新亚医院	3	3	3	3	0	0
60	北京医院	22	6	2	0	0	0
61	中南大学湘雅三院	14	7	2	2	0	0
62	吉林大学中日联谊医院	12	4	2	19	0	0
63	新疆自治区人民医院	6	2	2	0	0	0
64	泰达心血管病医院	11	3	1	0	0	0
65	山西医科大学第一医院	8	2	1	0	0	0
66	浙江医院	6	0	0	0	0	0
67	徐州市第四人民医院（徐州中心医院）	2	0	0	0	0	0
68	中国药品生物制品检定所	0	0	0	0	0	0

注：根据各机构作为第一作者或通讯作者地址发表的 IF>1 的论文数（即发表在期刊影响因子大于 1 的论文数）进行排序，若 IF>1 的论文数相同，则按总论文数排序，若总论文数相同，则按机构名称拼音 A 到 Z 排序（本结果可能不完整，遗漏之处，敬请谅解）。

附录2：

国家“十一五”科技支撑项目心血管病专业立题及牵头人汇总表

单位名称	课题名称	牵头人
北京阜外心血管病医院	代谢综合征的发病趋势及综合控制研究	顾东风
	高血压综合防治研究	王 文
	恶性室性心律失常综合防治的研究	张 澍
	肺动脉高压的综合防治研究	何建国
	提高老龄和急危重心血管疾病外科疗效的临床研究	胡盛寿
	药物临床研究关键技术研究与应用	李一石
	冠心病早期诊断、治疗方案和预后的综合影像学诊断价值的研究	何作祥
	冠状动脉粥样硬化斑块特性、危险性评估及其斑块演变的多排螺旋 CT 研究	吕 滨
广东省人民医院	常见先心病、瓣膜病介入治疗技术规范、远期疗效及新技术临床应用研究	林曙光
	提高新生儿及小婴儿复杂先心病外科疗效的临床研究	庄 健
复旦大学附属中山医院	慢性心力衰竭早期预警和失代偿期综合防治的研究	葛均波
中国医科大学一附院	外周动脉及主动脉疾患、静脉系统疾患影像诊断、介入治疗及中远期疗效研究	徐 克
北京大学第一附属医院	冠心病早期诊断和综合治疗技术体系的研究	霍 勇